Werkboek groepsschematherapie
voor cluster C-persoonlijkheidsstoornissen

Werkboek groepsschematherapie voor cluster C-persoonlijkheidsstoornissen

Edith E.M.L. Tjoa
Eelco H. Muste

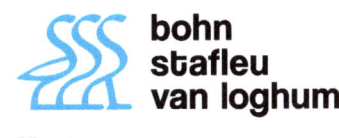

Houten 2021

© Bohn Stafleu van Loghum is een imprint van Springer Media B.V., onderdeel van Springer Nature 2021

Alle rechten voorbehouden. Niets uit deze uitgave mag worden verveelvoudigd, opgeslagen in een geautomatiseerd gegevensbestand, of openbaar gemaakt, in enige vorm of op enige wijze, hetzij elektronisch, mechanisch, door fotokopieën of opnamen, hetzij op enige andere manier, zonder voorafgaande schriftelijke toestemming van de uitgever.

Voor zover het maken van kopieën uit deze uitgave is toegestaan op grond van artikel 16b Auteurswet j° het Besluit van 20 juni 1974, Stb. 351, zoals gewijzigd bij het Besluit van 23 augustus 1985, Stb. 471 en artikel 17 Auteurswet, dient men de daarvoor wettelijk verschuldigde vergoedingen te voldoen aan de Stichting Reprorecht (Postbus 3060, 2130 KB Hoofddorp). Voor het overnemen van (een) gedeelte(n) uit deze uitgave in bloemlezingen, readers en andere compilatiewerken (artikel 16 Auteurswet) dient men zich tot de uitgever te wenden.

Samensteller(s) en uitgever zijn zich volledig bewust van hun taak een betrouwbare uitgave te verzorgen. Niettemin kunnen zij geen aansprakelijkheid aanvaarden voor drukfouten en andere onjuistheden die eventueel in deze uitgave voorkomen. De uitgever blijft onpartijdig met betrekking tot juridische aanspraken op geografische aanwijzingen en gebiedsbeschrijvingen in de gepubliceerde landkaarten en institutionele adressen.

ISBN 978 90 368 2627 3
NUR 777

Basisontwerp omslag: Studio Bassa, Culemborg
Opmaak: Pre Press Media Groep, Leerdam
Moditekeningen: Hester van de Grift, Arnhem
Omslagfoto: 'Zen stone balance' © Tatiana Shepeleva / stock.adobe.com

Bohn Stafleu van Loghum
Walmolen 1
Postbus 246
3990 GA Houten

www.bsl.nl

Welkom

Van harte welkom in je behandeling. Dit werkboek wordt gebruikt in groepsschematherapie, maar je kunt het ook heel goed gebruiken tijdens je individuele behandeling. Je zult in dat geval met je behandelaar bespreken welke bladzijden uit dit boek voor jou geschikt zijn.

Wat goed dat je ervoor gekozen hebt om aan jezelf te gaan werken! Mogelijk vind je het wel spannend om te gaan starten, maar wees gerust: je bent daarin echt niet de enige. Veel deelnemers die ooit begonnen zijn aan een individuele behandeling of behandeling in de groep hebben dat ook ervaren. Wij hebben echter in de afgelopen tijd gezien dat mensen tijdens (groeps)schematherapie heel veel kunnen leren en hierdoor anders met hun klachten, met zichzelf en met anderen kunnen leren omgaan. We zijn dan ook blij om kennis met je te gaan maken.

Je hebt van een van de groepstherapeuten of van je individuele therapeut al informatie gehad over wat de behandeling inhoudt, maar we geven die informatie ook nog in dit werkboek. Je staat op het punt om te beginnen aan een intensief behandeltraject van dertig sessies (groeps)therapie om aan jezelf te gaan werken (en als je in een groep behandeld wordt nog driehonderd minuten individuele tijd en vier follow-upzittingen). Dat lijkt heel lang als je aan het begin staat, maar in de praktijk gaat het toch snel. Spreek met jezelf af dat je de dertig sessies ook helemaal gaat afmaken. Ze horen namelijk bij elkaar: de behandeling kent drie fases, elk met een eigen focus.

De eerste fase (sessie 1 tot en met 10) is gericht op bewustwording van de modi. Je zult gaan leren over de verschillende gemoedstoestanden (modi) in jezelf, zoals: beschermers, veeleisende- of bestraffende-oudermodus, kindmodi, de gezonde-volwassenemodus, de goede-oudermodus en de vrije-kindmodus. Je kunt in deze fase gaan ervaren welke invloed deze modi op je hebben en waar ze je in de weg kunnen zitten.

De tweede fase (sessie 11 tot en met 20) is gericht op manieren hoe je de modi kunt beïnvloeden (modusmanagement) en hoe je de modi kunt leren hanteren om beter voor jezelf te kunnen zorgen.

De derde fase (sessie 21 tot en met 30) is erop gericht hoe je het geleerde in de praktijk kunt toepassen (gedragsveranderingen) en bereidt je voor op de periode na je behandeling. In deze fase is het heel belangrijk om nog meer je eigen therapeut te worden en verder te gaan met je leerproces. Het is net als met autorijden: je kunt veel leren van je instructeur naast je en dan kun je je rijbewijs halen, maar het echte rijden begint vaak pas als je het ook zelfstandig gaat doen!

Bij een groepsbehandeling zijn er deelnemers uit verschillende fases. Sommigen zitten in de eerste fase, anderen in de tweede of derde fase. We spreken van junior-, medior- en seniordeelnemers. Dat betekent dat je in elke sessie mogelijk iets van een andere fase oppikt. Dat is ook het mooie van een gemengde groep: je kunt veel van elkaar leren. Jij pikt uit de andere fases op wat voor jouw fase passend kan zijn. Daarnaast maakt iedere deelnemer huiswerk dat gericht is op de eigen fase. In dit werkboek vind je verschillende soorten huiswerkformulieren.

Het is belangrijk om ook buiten de sessies veel bezig te zijn met wat je leert. Om je doelen te bereiken is het niet alleen nodig dat je erover leest en bij jezelf stilstaat, maar ook dat je dingen net even anders gaat leren doen dan je altijd al doet. Ook buiten de therapieruimte! Met wat je gaat leren, kun je uiteindelijk keuzes maken die ertoe leiden dat je beter voor jezelf zorgt en aan je behoeften kunt voldoen. Wij wensen je veel succes toe in de komende tijd!

Protocol in dertig sessies

Hier volgt een korte uitleg over hoe je dit werkboek kunt gaan gebruiken.

De formulieren en het uitvoeren van de opdrachten zijn écht essentieel in jouw behandeling. Je leert een nieuwe vaardigheid zoals assertiever zijn echt niet door er alleen een boek over te lezen, toch?

Elke sessie heeft specifieke formulieren. In de inhoudsopgave staat bij elke sessie het bladzijdenummer van het huiswerk dat bij die sessie hoort.

De behandeling bestaat uit dertig sessie en vier terugkombijeenkomsten. Je volgt drie keer tien sessies (elke fase bestaat uit tien sessies; er zijn drie fases). Per fase komen alle modi uit de moduscirkel (sessie 1, onderdeel 2.4) aan bod en worden er andere opdrachten gegeven. In die opdrachten zit een duidelijke opbouw.

Eerste fase

In de eerste fase neemt *voorlichting en bewustwording* een belangrijke plek in. Dat is als eerste echt nodig: je bewust worden van wat er allemaal gebeurt met je gedachten, gevoelens en wat je doet. Want als je al heel lang bepaalde patronen hebt, worden die automatismen waarvan je je soms niet eens meer bewust bent omdat ze gewoon of normaal voor je zijn geworden. Terwijl je door die automatismen toch belemmeringen in je leven ervaart. Dat is immers de reden dat je je hebt aangemeld voor deze behandeling.

Tweede fase

Gedurende de tweede fase word je meer uitgedaagd om *andere cognities/gedachten, of andere belevingen, of ander gedrag* in te zetten bij zich herhalende patronen. Je gaat dus beginnen met het anders te doen dan je altijd hebt gedaan! Hierbij is het echt belangrijk dat je een begin maakt met dat te gaan oefenen in de groep en daarbuiten. Je kunt dat bijvoorbeeld doen door "tegengiffen" te bedenken voor de oude boodschappen die je in jezelf hoort (bijvoorbeeld: *Je bent niets waard*). Het helpt daarbij om juist goede ervaringen naar boven te halen en deze beelden en tegengifuitspraken steeds te gaan herhalen voor jezelf.

Derde fase

In de derde en laatste fase komen dezelfde formulieren enkele keren terug, zodat je zelf kunt bepalen welke modi je aandacht het meest nodig hebben om te leren er anders mee om te gaan. Een van die formulieren is bijvoorbeeld *Mijn modi-overzicht* (sessie 24). Dit formulier geeft je een handig overzicht van de stappen die je kunt nemen bij de voor jou belangrijkste modi. Deze fase is echt de *praktijkfase*. Het is hierin heel belangrijk nog meer te gaan *oefenen* met alles wat je tot nu toe hebt geleerd, terwijl je ook nog de groep als wekelijkse steun hebt.

Noot

Het behandelmodel is gestoeld op het model dat Farrell en Shaw beschreven hebben (Farrell, J.M., Reiss, N. & Shaw, I.A. (2015). *Schematherapie in de klinische praktijk: Een complete gids voor individuele, groeps- en geïntegreerde behandeling met schemamodi*. Amsterdam: Uitgeverij Nieuwezijds). Zij zijn ook betrokken geweest bij de eerste versie van het dertig-sessiesprotocol (dat gebruikt is) in het onderzoek naar de behandeling van sociale fobie en vermijdende persoonlijkheidsstoornis.

De formulieren zijn deels ontwikkeld in samenwerking met of met goedkeuring van anderen. Een groot deel van de werkformulieren is echter opnieuw of voor het eerst ontwikkeld. Het kan voorkomen dat er soms opdrachten worden gegeven die afwijken van het sessieformulier, maar dan nog is het goed zelf te kijken naar de sessieformulieren en ze te gebruiken. In een individuele behandeling stem je steeds met je behandelaar af wat voor dat moment passend is.

Ben je op zoek naar nog meer informatie? We verwijzen je graag naar de website van de Vereniging voor Schematherapie (VSt); www.schematherapie.nl. Daar vind je een uitgebreid literatuuroverzicht.

Inhoud

		Welkom	5
		Protocol in dertig sessies	7
Sessie 1	1	Afspraken voor de groepsschematherapie	11
	2	Informatie over schematherapie	14
		2.1 Wat is schematherapie?	14
		2.2 De verschillende schema's	18
		2.3 Modi	22
		2.4 Moduscirkel	33
		2.5 De verdeling van jouw modi	34

Fase 1

Sessie 2	Hoe schematherapie werkt	37
Sessie 3	Bewustwording eerste fase: copingmodus	40
Sessie 4	De copingmodi op de weegschaal	41
Sessie 5	Bewustwording eerste fase: veeleisende-oudermodus	44
	Bewustwording eerste fase: bestraffende-oudermodus	45
Sessie 6	Veeleisende-oudermodus: gedachten uitdagen	46
Sessie 7	Bewustwording eerste fase: kwetsbare-kindmodus	48
	Bewustwording eerste fase: boze-kindmodus	49
	Bewustwording eerste fase: ongedisciplineerde-kindmodus	50
	Bewustwording eerste fase: vrije-kindmodus	51
Sessie 8	Basisbehoeften: wat heb je nodig?	52
Sessie 9	Je gezonde volwassene en goede ouder versterken	55
	Stappen tot verandering: de gezonde-volwassenenmodus en de goede-oudermodus inzetten (voorbeeld)	58
	Stappen tot verandering: de gezonde-volwassenemodus en de goede-oudermodus inzetten (werkblad)	60
Sessie 10	Voorbereiding warme douche	61
	Taartdiagram: verdeling van mijn modi	63

Fase 2

Sessie 11	Doelen van sessie 11 tot en met 20	67
Sessie 12	Bewustwording tweede fase: copingmodus	68
Sessie 13	Probleemaanpak (voorbeeld)	69
	Probleemaanpak (werkblad)	71
Sessie 14	Omgaan met modi: copingmodi	73
	Omgaan met modi: copingmodi (werkblad)	77
Sessie 15	Bewustwording tweede fase: veeleisende-oudermodus	80
	Bewustwording tweede fase: bestraffende-oudermodus	81

Sessie 16	Omgaan met modi: veeleisende-oudermodus en bestraffende-oudermodus	82
	Omgaan met modi: de veeleisende-oudermodus en de bestraffende-oudermodus (werkblad)	85
	Hulpkaart oudermodus (voorbeeld)	87
	Hulpkaart oudermodus (werkblad)	89
Sessie 17	Imaginaire rescripting	91
	Bewustwording tweede fase: kwetsbare-kindmodus	96
	Bewustwording tweede fase: boze-kindmodus en ongedisciplineerde-kindmodus	97
	Bewustwording tweede fase: vrije-kindmodus	98
Sessie 18	Hulpkaart kwetsbare-kindmodus (voorbeeld)	99
	Hulpkaart kwetsbare-kindmodus (werkblad)	100
	Hulpkaart boze-kindmodus (voorbeeld)	101
	Hulpkaart boze-kindmodus (werkblad)	103
	Hulpkaart ongedisciplineerde-kindmodus (voorbeeld)	105
	Hulpkaart ongedisciplineerde-kindmodus (werkblad)	107
	De vrije-kindmodus de ruimte geven	109
Sessie 19	Goed zorgen voor je kwetsbare-kindmodus	112
	Mijn modi-overzicht (voorbeeld)	114
	Mijn modi-overzicht (werkblad)	115
Sessie 20	Voorbereiding warme douche	116
	Taartdiagram: verdeling van mijn modi	118

Fase 3

Sessie 21	Doelen van sessie 21 tot en met 30	121
Sessie 22	Begrijpen en ingrijpen (voorbeeld)	122
	Begrijpen en ingrijpen (werkblad)	123
Sessie 23	Probleemaanpak	124
Sessie 24	Mijn modi-overzicht	126
	Begrijpen en ingrijpen	127
Sessie 25	Uitdagen van oudermodi	128
Sessie 26	Mijn modi-overzicht	131
Sessie 27	De boze-kindmodus: wat is er nodig?	132
	Probleemaanpak	136
Sessie 28	Je gezonde volwassene en je kracht inzetten voor de toekomst	138
	Mijn modi-overzicht	140
Sessie 29	Begrijpen en ingrijpen	141
Sessie 30	Voorbereiding warme douche	142
	Taartdiagram: verdeling van mijn modi	144
	Mijn modi-overzicht	145
Sessie 30+	Doelen van de boostersessies	146
Literatuur		147

Bijlagen

Bijlage 1	Startformulier	151
Bijlage 2	Modi, een korte beschrijving	154
Bijlage 3	Strippenkaart	157
Bijlage 4	Moduscirkel	159
Bijlage 5	Modusmodel	160

Sessie 1

1 Afspraken voor de groepsschematherapie

De komende dertig sessies vormen een belangrijke periode in je behandeling. Je zult jezelf beter gaan begrijpen, zicht krijgen op de patronen in je leven en waar deze jou belemmeren. Het doel is dat je deze patronen uiteindelijk kunt gaan veranderen en beter voor jezelf/je behoeften kunt zorgen. Om dit zo goed mogelijk te laten verlopen willen we op basis van onze ervaringen met groepstherapie graag de volgende afspraken met je maken. Ze zijn bedoeld om je veilig te kunnen voelen in deze groepsbehandeling en om te weten wat wij van je vragen.

We zullen deze afspraken tijdens jouw eerste groepssessie ook nog een voor een met je doornemen.

Afspraak 1

Allereerst is belangrijk is dat je deze dertig sessies echt serieus neemt. Zoals we al in de kennismakingsgesprekken hebben benadrukt: kom alle sessies! Alle sessies horen namelijk bij elkaar en jouw *aanwezigheid* daarbij is echt belangrijk, zowel voor jezelf als voor de anderen. Natuurlijk kunnen er onverwachte situaties voorkomen waardoor je niet kunt komen. Stuur dan even een e-mail naar de groepstherapeuten, zodat we weten wat er aan de hand is. Doe dit voordat de groepssessie begint, anders maken wij ons zorgen over je. Ook als je vakantie hebt opgenomen, laat dit ruim van tevoren weten. De eerste twee groepsbijeenkomsten kun je zeker niet missen, omdat we dan met elkaar kennis gaan maken. We adviseren in de latere fase van de behandeling om niet langer dan twee weken achter elkaar weg te zijn, omdat je anders veel van het programma en van elkaar mist. Ook kan er besloten worden dat de hele groep tegelijkertijd een periode vakantie heeft. Dan willen we je vragen je plannen hierop aan te passen.

Afspraak 2

Verder is het fijn om *gezamenlijk en op tijd te kunnen starten* en stoppen. Daarom willen we je vragen om tijdig aanwezig te zijn, liefst vijftien minuten van tevoren, zodat je nog wat kunt drinken of even naar het toilet kunt gaan. Het is ook goed om niet gelijk na de groep iets anders te plannen. Vaak is het fijn als je even tijd hebt om bij jezelf stil te staan en te reflecteren op de groepsbijeenkomst.

We hebben een bepaalde indeling van de groepssessies waarbij we regelmatig een oefening doen in het begin van de sessie. Daarom willen we je vragen als je door omstandigheden meer dan tien minuten te laat bent, even te wachten tot de pauze, omdat het anders storend kan zijn.

Afspraak 3
Het gebruik van verdovende middelen of alcohol is niet toegestaan voor of na de sessies. Je hebt al iets gelezen of gehoord over de copingmodi die ervoor proberen te zorgen dat je niets voelt. In de behandeling is het juist de bedoeling dat je leert voelen en met je gevoel leert omgaan, en dat je leert dat je open kunt staan voor nieuwe mogelijkheden. Dat lukt niet als je onder invloed bent.

Afspraak 4
Wat iemand in de groep bespreekt, blijft ook in de groep. Dus niet: "Ik vond het zo erg wat ik hoorde van Jannie Jansen die bij mij in de groep zit! Zij vertelde dat zij in haar jeugd heel nare dingen heeft meegemaakt, namelijk..." We willen dat je voelt dat het veilig is om zaken met elkaar te delen en dat daar zorgvuldig mee wordt omgegaan. Je mag natuurlijk best iets over je eigen behandeling vertellen of over jouw ervaringen in de groep, maar vertel dan steeds vanuit de 'ik-vorm' en dus niet over je groepsleden. Privacy is voor iedereen belangrijk. (Dit betekent ook dat als je aan onlinesessies deelneemt, je ervoor zorgt dat anderen niet in de kamer zijn of mee kunnen luisteren.)

Afspraak 5
Je zult merken dat de omgang met elkaar je steun kan geven en dat is ook juist de kracht van groepsbehandeling. Buiten de groep kunnen groepsleden ook contact met elkaar hebben, maar dan is het belangrijk dat je geen geheimen met elkaar deelt die niet in de groep mogen komen. Dit betekent dat je elkaar niet belast met informatie die in de groep of met een therapeut aan bod moet komen (bijvoorbeeld dat het ene groepslid de ander vertelt dat het heel erg slecht met hem gaat, maar dat niemand dat mag weten). Het betekent ook dat je geen intieme relatie met een groepsgenoot aangaat. Contact met elkaar is prima, maar bekijk steeds of de inhoud van wat er buiten de groep gedeeld wordt, terug dient te komen in de groep. Als er buiten de groep zaken van belang zijn voor de groep, worden ze in de groep besproken.

Afspraak 6
In de groep zullen er momenten zijn dat je allerlei emoties kunt ervaren, van verdriet en gekwetstheid tot irritatie, van blijheid tot boosheid. Alle gevoelens mogen er zijn, maar het is belangrijk dat je in de manier waarop je met die gevoelens omgaat, het gedrag dat eruit voortvloeit, *respect* voor elkaar toont. Dat wil zeggen: je laat elkaar uitspreken, je luistert naar elkaar, je scheldt elkaar niet uit. Wij als groepstherapeuten sturen hierin ook bij als dat nodig is. Bij respect hoort ook dat je elkaars fysieke grens respecteert en dat je elkaar niet ongevraagd aanraakt. Dit geldt ook voor respect voor elkaars emotionele ruimte. Als iemand hierin een grens aangeeft, respecteren we die ook. Je mag elkaar van alles vragen, maar respecteer ook dat een ander mogelijk zegt dat het voor hem nu niet goed voelt om je vraag te beantwoorden.

Afspraak 7
Soms kunnen in de groep situaties voorkomen waarbij je het liefst weg wilt lopen, bijvoorbeeld als je heel emotioneel bent geworden. We willen je vragen om, als je even een time-out nodig hebt, gebruik te maken van de *veiligeplekstoel* in de groepsruimte. Mocht je toch de ruimte willen verlaten, laat dan even weten waarom en zorg er dan voor binnen vijf minuten weer terug te komen in de groep, zodat we weten dat je oké bent.

Afspraak 8
De groepstherapeuten hebben de taak om de veiligheid en de afspraken in de groep te waarborgen. Binnen deze veilige kaders ontstaat er dan ruimte om contact met elkaar te hebben en elkaar echt te leren kennen. De groepstherapeuten sluiten zo goed mogelijk aan bij wat er nodig is voor de groep en de individuele groepsleden. Zo ontstaat er een sfeer waarin ruimte is om te mogen ontdekken en te kunnen groeien.

Afspraak 9
We willen jou vragen om je bewust te zijn van jouw eigen aandeel in de therapie. Om zo veel mogelijk te profiteren van de behandeling is het belangrijk dat je de groep gebruikt om patronen te ontdekken en te experimenteren. Tijdens de groepssessies zijn er oefeningen om je meer bewust te maken van bepaalde modi en met modi om te leren gaan. We vragen je hierbij om een actieve inzet, ook al zijn sommige oefeningen wel raar of weet je ook niet steeds meteen wat je eraan hebt. Uiteraard mag je ook je grens aangeven, zodat we hierbij stil kunnen staan.

Afspraak 10
Tot slot willen we benadrukken dat het werkboek en de oefeningen die daarin staan een belangrijk onderdeel zijn van je behandeling. Je haalt het meest uit de behandeling als je dit werkboek gebruikt en de opdrachten erin maakt. Het betekent namelijk dat je tijd voor jezelf vrijmaakt om te leren en te groeien. Het zou kunnen zijn dat je dat niet gewend bent; tijd voor jezelf maken of bij jezelf stilstaan. Therapie betekent: dingen anders gaan doen dan je gewend bent. Dit geldt dus ook voor tijd maken om opdrachten te doen. Allerlei zaken kunnen dit lastig maken. Als dat zo is, gebruik dan de groep of de strippenkaartgesprekken om dit te bespreken, zodat we je daarbij kunnen helpen. Gebruik dus het werkboek en je strippenkaart om jezelf te ontwikkelen.

Deze tien afspraken zijn geen doel op zich, maar een middel om een groep zo veilig en goed mogelijk te laten werken. Mochten er problemen ontstaan met deze afspraken of mochten er aanpassingen nodig zijn, dan kan dat altijd worden besproken in de groep.

Sessie 1

2 Informatie over schematherapie

2.1 Wat is schematherapie?

Schematherapie biedt een vrij eenvoudige taal voor complexe zaken. De termen en begrippen geven je houvast om over moeilijke dingen te praten. Het is daarom belangrijk om eerst bekend te raken met de meest gebruikte begrippen van schematherapie. Je problemen en klachten gaan begrijpen vanuit dieperliggende patronen is een belangrijk onderdeel van je behandeling. In het eerste deel staan we stil bij de begrippen binnen schematherapie en leggen we je uit hoe verschillende gemoedstoestanden en schema's met elkaar verbonden zijn.

Schematherapie is een vorm van behandelen die oorspronkelijk is opgezet om mensen met persoonlijkheidsproblematiek te behandelen. Tegenwoordig wordt het ook steeds meer gebruikt om andere problematieken te behandelen, zoals depressies, angstklachten, eetproblemen enzovoort. De behandeling gaat niet specifiek in op de klachten zelf, maar richt zich op de achterliggende patronen waardoor deze klachten mogelijk zijn ontstaan en in stand worden gehouden.

Schematherapie is een integratieve vorm van behandeling, wat wil zeggen dat het elementen bevat van verschillende therapiestromingen, bijvoorbeeld de cognitieve gedragstherapie, psychodynamische therapie en gestalttherapie.

Schematherapie gaat ervan uit dat mensen gevormd worden door enerzijds temperament of aanleg en anderzijds door de ervaringen die ze in de kindertijd meemaken. Om zich goed te kunnen ontwikkelen heeft ieder kind het nodig dat er in zijn jeugd in voldoende mate aan de basisbehoeften wordt voldaan. Deze basisbehoeften zijn:

1. Veiligheid
2. Verbondenheid
3. Autonomie, competentie en identiteitsgevoel
4. Realistische grenzen
5. Zelfexpressie
6. Spontaniteit en spel

1. (basis)Veiligheid

Een kind heeft een veilige plek nodig die herkenbaar en voorspelbaar is. Dit gaat om basale zaken, zoals een dak boven het hoofd, eten, drinken en warmte. Daarnaast gaat het over emotionele veiligheid. Als kind moet je je ook lichamelijk veilig voelen, zonder dat anderen over fysieke grenzen heengaan. Ook in de directe omgeving is er veiligheid en voorspelbaarheid nodig. Niet een situatie waarbij de ouders bijvoorbeeld steeds (slaande) ruzie hebben of er steeds een dreiging van verlating op de loer ligt.

2. Verbondenheid

Een kind kan niet zonder andere mensen. Er is lichamelijke warmte nodig van een ander (als een baby die niet krijgt, zal hij niet overleven) en het gevoel dat je er mag zijn, dat je geaccepteerd wordt en dat er koestering is. Het is belangrijk dat je het idee hebt ergens bij te horen, dat je de moeite waard bent en dat je goed genoeg bent. Oprechte interesse hoort ook bij verbondenheid, zodat je kunt ervaren dat de ander in je geïnteresseerd is, dat je gevoelens en gedachten er mogen zijn en dat er hierover uitwisseling tussen elkaar is.

3. Autonomie, competentie en identiteitsgevoel

Vanuit een veilige verbinding is het belangrijk dat je als kind het gevoel hebt jezelf te mogen zijn. Dat betekent dat je eigen gevoelens en gedachten hebt, een eigen mening en voorkeur mag ontwikkelen en er ruimte is om met dingen te experimenteren. Het is belangrijk om het gevoel te ontwikkelen dat je dingen kunt en dat je sommige dingen op je eigen manier doet. Zo doende ontwikkelt een kind het idee van eigenheid en legt het de basis voor de ontwikkeling van identiteit.

4. Realistische grenzen

Het is belangrijk dat opvoeders grenzen aangeven en zo leren dat er beperkingen zijn en niet alles mogelijk is. Zo leer je als kind om gevaarlijke situaties te vermijden (niet zomaar de straat op hollen) en ook om impulsen uit te stellen of te heroverwegen. Je leert frustraties te verdragen en ontwikkelt controle en zelfdiscipline.

5. Zelfexpressie

Het is belangrijk voor mensen om ruimte te hebben om zichzelf uit te drukken. Dit betreft dan het uiten van gevoelens en behoeften, en het hebben van eigen gedachten en opvattingen. Als er angst is om deze eigen ervaringen te uiten, leidt dat tot aanpassing en uiteindelijk tot een verzwakt gevoel van identiteit. Dan moet er steeds rekening gehouden worden met de ander(en).

6. Spontaniteit en spel

Kinderen ontdekken de wereld door nieuwsgierig te zijn en dingen te willen ontdekken. De fantasie speelt hierin een belangrijke rol en het spelen op zich geeft allerlei mogelijkheden om eigen ideeën of de wereld te onderzoeken. Het is belangrijk dat er ruimte is om te mogen spelen en om je spontaan en vrij te kunnen gedragen.

Voorbeeld Jeroen

Jeroen is een man van 45. Hij groeide op in een gezin met twee jongere zusjes. Vader was een dominante man die veel thuis was door een lichamelijke aandoening. Vader was verslaafd aan alcohol en kon erg agressief worden, met schreeuwen en schelden. Jeroen werd als enige jongen tijdens vaders dronken buien altijd uitgescholden: "Je bent een watje, een nietsnut, je zult nooit een man worden." Er was sprake van veel huiselijk geweld, waarbij de vader zowel zijn vrouw als zijn kinderen sloeg. Als kind moest Jeroen altijd peilen hoe de situatie was thuis: moest hij weer proberen om zijn moeder of zijn zusjes te beschermen, moest hij zelf dekking zoeken?
Het voelen van veiligheid en verbondenheid, zichzelf mogen uiten en zichzelf kunnen ontwikkelen, heeft hij erg gemist. Jeroen had het gevoel dat hij verantwoordelijk was voor zijn moeder en zusjes. Het gevoel van een onbezorgd kind kunnen zijn, kent hij niet uit zijn jeugd.

Een gezonde leefomgeving om in op te groeien heeft al deze basisbehoeften in voldoende mate in zich. Het hoeft dus niet perfect! Goed genoeg is goed genoeg. Waar het om gaat, is dat er binnen een veilige omgeving, waarin er contact is met belangrijke anderen, er binnen realistische grenzen voldoende ruimte is voor het uiten van gevoelens en gedachten en voldoende ruimte is om te onderzoeken wie je bent, wat bij je past en wat je plezier geeft.

Deze basisbehoeften vormen een rode draad in je leven. In je jonge leven was je grotendeels afhankelijk van anderen om aan deze basisbehoeften te kunnen voldoen. In je volwassen leven ben je zelf 'eigenaar' geworden van deze behoeften. Als er in het verleden te weinig aan je basisbehoeften tegemoet is gekomen, ben je deze basisbehoeften vaak uit het oog verloren en lukt het je dus ook niet meer goed om daar in het hier-en-nu vorm aan te geven.

Datzelfde kan ook voorkomen als er te veel aan een basisbehoefte wordt voldaan. Dan is er vaak een tekort aan een andere basisbehoefte. Als er te veel veiligheid en verbinding is geweest, is er vaak een tekort aan realistische grenzen of te weinig ruimte voor het ontwikkelen van autonomie.

Voorbeeld Anette

Annette is een jonge vrouw van 24 jaar. Als kind was zij erg verlegen en wat angstig. Zij was een nakomertje in een gezin met drie oudere zussen. Het gezin waarin zij opgroeide beschrijft zij als liefdevol, warm en heel veilig. Als jongste kreeg zij veel aandacht van haar ouders en zusjes. Zij was vaders 'prinsesje'. Moeder was altijd erg bezorgd om haar jongste kind. Als Annette het eng vond om alleen naar een winkel te gaan, ging moeder met haar mee. Als zij iets nieuws ging doen en daar tegenop zag, vroeg moeder of een van de zusjes meeging, wat zij met liefde deden. Als zij vanuit haar verlegenheid niet meteen een antwoord kon geven in gezelschap, gaf moeder antwoord voor haar. Annette heeft het idee gekregen (vanuit de goede intenties van haar ouders) dat zij altijd iemand nodig heeft en dat zij niet zonder een ander kan. Annette doet weinig dingen alleen en durft geen nieuwe situaties aan te gaan.

Deze oude patronen die in de kindertijd zijn ontwikkeld, kunnen je als volwassene in de weg gaan zitten. Die patronen hebben zich ontwikkeld om het tekort in de vervulling van een van je basisbehoeften 'op te lossen' of ermee om te kunnen gaan. Deze patronen met eerdere oplossingen noemen we *schema's*.

Een schema ontwikkelt zich gedurende de kindertijd en adolescentie en wordt steeds opnieuw geactiveerd gedurende het leven. In de loop van de tijd wordt een schema steeds starder, steeds meer rigide, en worden reacties steeds minder flexibel. Een van de gevolgen is dat reacties vanuit deze schema's niet echt meer passen bij datgene wat in veel huidige situaties vereist is.

Schema's kun je je voorstellen als een bril waardoor je de wereld, jezelf en anderen bekijkt. Bijvoorbeeld: stel dat je bent opgegroeid in een gezin waarin een van je ouders erg ziek was waardoor er geen aandacht en ruimte voor jou mogelijk was. De bril waardoor je kijkt, kan dan zijn: *ik doe er niet toe, ik ben niet belangrijk* (schema Emotioneel tekort). Of, als je in je jeugd bent misbruikt, vernederd en mishandeld, kan de bril waardoor je kijkt zijn: *de ander is gevaarlijk/zal me iets aandoen* (schema Wantrouwen/misbruik).

Alles wat jij door jouw bril ziet, heeft eenzelfde kleur gekregen en bepaalt dan ook wat je ziet, hoe jij je voelt, hoe je denkt en hoe je handelt. De schema's worden getriggerd door situaties. Bijvoorbeeld: een bekende groet je niet op straat. Meteen treedt het schema Minderwaardigheid/schaamte in werking en voel je je waardeloos en denk je: "Hij vindt me stom en hij wil me niet zien. Dat maakt misschien weer dat je diegene gaat vermijden. Hiermee zorg je er uiteindelijk zelf voor dat je gelijk krijgt. De ander zal immers merken dat je afstand houdt en hierop reageren. Het contact wordt ongemakkelijker en je idee dat je stom bent wordt bevestigd, terwijl je onderliggende behoefte eigenlijk is om gezien te worden zoals je bent en de moeite waard gevonden te worden, om de ander juist dichterbij te hebben.

En net zoals je misschien wel eens hebt meegemaakt dat je vergeten was je zonnebril af te zetten terwijl de zon al weg was, heb je vaak ook niet door dat je door een 'schemabril' kijkt en zo een oude 'oplossing' gebruikt en niet meer goed kunt voelen wat je eigenlijk echt nodig hebt.

Jeffrey Young (Young, 2005, blz. 8) hanteert de volgende definitie van een schema. Een schema is:
- een breed, algemeen verbreid thema of patroon;
- bestaande uit herinneringen, emoties, cognities en lichamelijke gewaarwordingen;
- met betrekking tot zichzelf en de relaties met anderen;
- dat ontstaan is tijdens de kindertijd of adolescentie;
- in de loop van de tijd verder is uitgebreid, en
- in belangrijke mate disfunctioneel is.

2.2 De verschillende schema's

Tekort in de vervulling van basisbehoeften leidt dus tot schema's.
Als een gevoelige plek bij je geraakt wordt en je het tekort in de vervulling van een basisbehoefte ervaart (deze pijn weer aangeraakt wordt), kun je op verschillende manieren reageren. De manier waarop je reageert, staat centraal in deze behandeling. De schema's helpen je wellicht om je gevoelige plekken te leren herkennen en benoemen. Ook al staan ze dus niet voorop in je behandeling, het is toch goed om ze te leren kennen. Wil je meer lezen over schema's? Dan is het boek van Jeffrey Young *Leven in je leven* (1999) wellicht iets voor je.

Kijk weer even terug naar het stukje waarin we het hadden over de bril die je op kunt hebben en die bepaalt hoe je naar jezelf, de ander en de wereld kijkt. Hierna geven we een overzicht van hoe de basisbehoeften verbonden zijn met verschillende schema's (brillen) en welke uitspraken daarbij kunnen horen. Die hebben we samengevat in een motto.

Opdracht
Onderstreep wat je herkent voor jezelf.

Veiligheid
De basisbehoefte veiligheid is verbonden met de volgende schema's en uitspraken:

1. Het schema Verlating/instabiliteit
Je voelt je eenzaam en alleen. Je verwacht dat anderen je uiteindelijk altijd in de steek zullen laten. Je kunt niet op anderen bouwen, want die zijn onvoorspelbaar en onstabiel.

Ik word toch in de steek gelaten.

2. Het schema Wantrouwen/misbruik
Je bent altijd heel erg op je hoede. Je verwacht dat anderen je pijn zullen doen, je zullen vernederen, misbruiken of gebruiken. Je bent ervan overtuigd dat anderen erop uit zijn je te kwetsen, dus je moet anderen niet vertrouwen.

Ik word misbruikt. Anderen zijn onveilig.

Verbondenheid
De basisbehoefte verbondenheid is verbonden met de volgende schema's en uitspraken:

3. Het schema Emotioneel tekort
Je mist bescherming, warmte, liefde, medeleven of geborgenheid. Je voelt geen steun of liefdevolle aandacht van anderen. Je gelooft niet dan er ooit mensen zullen zijn die jou kunnen geven wat je hebt gemist.

Ik word nooit echt gezien.

4. Het schema Minderwaardigheid/schaamte
Je hebt het gevoel dat je nooit goed genoeg zult zijn om echte aandacht, liefde of respect te krijgen van anderen. Je schiet op alle vlakken tekort. Je schaamt je voor wie je bent.

Ik ben in wezen niet goed. Ik schiet tekort in wie ik ben.

5. Het schema Sociaal isolement
Je voelt je altijd een buitenstaander, een *alien* vergeleken met andere mensen. Alsof je buiten de rest van de wereld staat. Ook in groepen voel je je altijd de enige die heel anders is en hoor je er nooit echt bij.

Ik ben wezenlijk anders. Ik hoor nergens bij.

Autonomie, competentie en identiteitsgevoel
De behoefte aan autonomie, competentie en identiteitsgevoel is verbonden met de volgende schema's en uitspraken:

6. Het schema Afhankelijkheid/incompetentie
Je weet zeker dat je het dagelijks leven en zelf beslissingen nemen niet aan zult kunnen zonder de hulp van anderen. Je voelt je vaak hulpeloos en weet vaak niet welke keuzes je moet maken.

Ik kan het niet alleen.

7. Het schema Kwetsbaarheid voor ziekte of gevaar
Je hebt de grote angst dat er rampen zullen gebeuren die je niet kunt bezweren. Dat kan te maken hebben met ernstige ziektes of dood gaan of gek worden of natuurrampen of ernstige financiële problemen.

De wereld/het leven is gevaarlijk.

8. Het schema Verstrengeling/kluwen
Je gaat helemaal op in de ander en vereenzelvigt je helemaal met diegene. Je voelt je niet een zelfstandig individu. Je weet vaak niet wie je zelf bent buiten de ander.

Zonder jou, geen ik/zonder jou geen bestaan.

9. Het schema Mislukken/falen
Je weet zeker dat je gaat mislukken, op welk terrein dan ook. Of het nu over prestaties gaat in je werk, opleiding of sport, je voelt je dom, alsof je geen echte talenten hebt zoals anderen. Je denkt dan je nooit succesvol zult zijn.

Ik kan het niet. Ik kan niet voldoen aan de gestelde eisen.

Realistische grenzen

De behoefte aan realistische grenzen is verbonden met de volgende schema's en uitspraken:

10. Het schema Op je rechten staan
Je bent ervan overtuigd dat de meeste regels niet voor jou gelden. Je vindt dat je meer waard bent dan de ander, meer privileges verdient dan anderen. Je houdt er niet van om beperkt te worden in je doen en laten.

Geef me wat ik wil/wat ik verdien.

11. Het schema Gebrek aan zelfbeheersing/zelfdiscipline
Je hebt er moeite mee om om te gaan met frustraties, als dingen niet zo makkelijk gaan. Die ga je liever uit de weg. Of je hebt er moeite mee om impulsieve neigingen te beheersen. Taken moeten niet te veel tijd kosten. Je hebt niet veel geduld of doorzettingsvermogen om zaken die je moet doen af te maken.

Het komt wel een andere keer. Eerst ik nu.

Zelfexpressie

De behoefte aan zelfexpressie is verbonden met de volgende schema's en uitspraken:

12. Het schema Onderwerping
Je laat anderen je doen en laten bepalen, omdat je bang bent dat het anders tegen je gaat werken, dat mensen boos worden of je in de steek laten of dat er andere nare gevolgen aan zitten. Je onderdrukt je eigen wensen en gevoelens, want die zijn toch niet belangrijk voor die ander.

Ik pas mij helemaal aan jou aan. Jij bent de baas.

13. Het schema Zelfopoffering
Je bent er helemaal op gericht anderen te geven wat jij denkt dat zij nodig hebben of wat jij denkt dat zij van je willen. Je eigen behoeften zijn daarbij helemaal niet belangrijk. Je zou je rot gaan voelen als je voor jezelf zou kiezen, daar zou je je schuldig over gaan voelen.

Jij bent belangrijk, ik niet.

14. Het schema Goedkeuring en erkenning zoeken
Je hebt het nodig om bevestiging, waardering en erkenning te krijgen van anderen. Dan pas kun je je iemand voelen en respect voor jezelf hebben. Hoe je overkomt bij anderen qua gedrag, uiterlijk en prestaties, en wat zij van je vinden, is waar het om gaat.

Ik moet gewaardeerd worden.

Spontaniteit en spel
De behoefte aan spontaniteit en spel is verbonden met de volgende schema's en uitspraken:

15. Het schema Negativiteit en pessimisme
Je ziet en onthoudt meestal wat er niet goed gaat, daar gaat je aandacht altijd naartoe. Je hebt er weinig vertrouwen in dat iets goed kan gaan. Als iets wel even goed gaat, moet je jezelf maar niet te blij maken, want dan kan het later alleen maar tegenvallen.

Het gaat vast fout.

16. Het schema Emotionele geremdheid
Je voelt je vaak ongemakkelijk als je emoties toont of als anderen zien hoe jij je echt voelt. Je bent bang dat mensen je dan raar vinden. Het is beter om je gevoelens of behoeften te controleren en je vooral beheerst te gedragen om schaamte en afwijzing door de ander te voorkomen.

Gevoelens moet je onder controle houden.

Gevoelens uiten is nergens goed voor.

17. Het schema Extreem hoge eisen
Je vindt dat je moet voldoen aan hoge eisen. Je voelt je vaak onder druk staan om te presteren, je bent heel kritisch over jezelf en bent dat vaak ook over andere mensen. Je vindt dat als je iets doet, het perfect moet zijn. Je moet het uiterste uit jezelf halen en het kan altijd beter. Dat streven gaat vóór vrijetijdsbesteding of ontspanning of iets leuks gaan doen.

Het moet perfect.

18. Het schema Bestraffendheid
Het is belangrijk dat fouten consequenties hebben. Fouten maken mag niet zomaar ongestraft toegelaten worden. Je kunt jezelf en/of anderen een gemaakte fout niet snel vergeven. Je kunt dan heel streng zijn en hard oordelen over jezelf en/of anderen.

Fouten moeten worden bestraft.

2.3 Modi

We zeiden al dat de manier waarop je reageert op je schema's centraal staat in deze behandeling. Jouw schema's en de manier waarop je daarmee omgaat (ze vermijden, of je eraan overgeven, of juist doen alsof je het tegenovergestelde ervaart) maken dat je in een bepaalde intense gemoedstoestand schiet. Dat noemen we een *modus*. Een modus (meervoud: modi) bestaat uit lichamelijke gewaarwordingen, gevoelens, gedachten en handelingen of gedrag.

In een modus schieten kun je vergelijken met een kniepeesreflex: als een dokter net even onder je knie tikt met een hamertje, schiet je been automatisch omhoog. Je doet dat niet bewust. Net zo is het met modi: er gebeurt iets in het hier en nu en je voelt je ineens weer een kind zoals vroeger, angstig of gespannen, en dan kun je je ook zo gedragen. Of je wordt bijvoorbeeld ineens heel boos. Of je wordt ineens heel kritisch over jezelf. De modus waarin je bent, kan heel snel veranderen en modi kunnen elkaar ook overlappen. Dat noemen we *modiflippen*. Dat voelt vaak eng, gek of overweldigend en je raakt er uitgeput van.

> ! In deze vorm van (groeps)schematherapie werken we voornamelijk met de modi, omdat deze vaak goed te herkennen zijn en concrete aanknopingspunten bieden om te veranderen.

Er zijn verschillende modi. De modi waar we ons met name op zullen richten, bespreken we hierna. In de loop van je behandeling kun je deze tekst er af en toe weer eens bij pakken, als je je begrip en bewustzijn over de verschillende modi uitbreidt.

2.3.1 Copingmodi

De copingmodi hebben een beschermende functie tegen gevoelens en/of gedachten die te sterk zijn om ze op dat moment echt te kunnen ervaren. Copingmodi zijn ontstaan in je jeugd en hielpen toen om greep te houden en te overleven. Bij pijnlijke gebeurtenissen, bijvoorbeeld als je in de steek gelaten bent, opzettelijk pijn bent gedaan, gepest werd enzovoort, heb je manieren gevonden om ermee om te gaan. Op den duur is dit zo eigen geworden, dat het onderdeel van jou is geworden. Het zijn nu veelal automatische reacties geworden en zo is het alsof je je nog altijd moet beschermen om de pijn te vermijden die je vroeger kende.

In de loop van de tijd zijn er veel verschillende copingmodi beschreven. We gaan wat dieper in op bepaalde modi. Een overzicht van alle modi vind je in bijlage 2. De modi kunnen ingedeeld worden in drie groepen: *vechten*, *vluchten* en *verstarren/verlammen*. Deze drie groepen verwijzen naar ons dierlijke instinct. Als we tegenover gevaar staan (je komt een leeuw tegen!), kun je óf proberen heel hard weg te rennen, óf je neemt het op tegen het gevaar en vecht, óf je kunt, zeker als vechten of vluchten geen zin heeft, bevriezen, verstijven of verlammen, alsof je er niet bent. De eerste reactie hangt enerzijds af van het gevaar zelf (wegrennen bij een grote spin is effectiever dan wegrennen bij een leeuw) en anderzijds ook van je eigen temperament (bij de een zit vluchten er al meer in en bij de ander misschien vechten).

Waar het gevaar in het verleden vooral van buitenaf kwam en er onvoldoende aan je basisbehoeften tegemoet werd gekomen, komt het gevaar nu veel meer van binnen, door de angst controle kwijt te raken en overspoeld te raken of gekwetst te kunnen worden. Het beschermen is echter vaak zo automatisch geworden, dat het soms helemaal niet meer zo duidelijk is waarvoor je nu moet vechten, vluchten of verstijven. De schema's die geraakt worden, zijn niet meer direct voelbaar als je een copingmodus inzet. Je voelt over het algemeen eigenlijk niet meer zo veel, daar ontleent het juist zijn functie aan.

De copingmodi worden als volgt ingedeeld.

Vermijden (vluchten)
Bij deze strategie probeer je je gevoel uit te zetten, dingen te negeren, niet te voelen en/of niet te weten, te dissociëren of weg te kruipen onder de dekens (*de onthechte beschermer*). Jezelf op de een of andere manier verdoven hoort ook bij vermijden (zoals alcohol of drugs gebruiken, seks, sociale media, gamen enzovoort). Dat noemen we dan *de onthechte zelfsusser*. Of dingen letterlijk vermijden: de *vermijdende beschermer*.
Iedereen heeft wel eens dat je in je auto rijdt en opeens merkt dat je ergens bent zonder dat je je ervan bewust welk stuk je precies hebt gereden. Ook met boosheid kun je afstand nemen en 'vluchten' door iets uit te stralen of te doen waarmee je duidelijk maakt: ga maar weg, blijf uit mijn buurt.

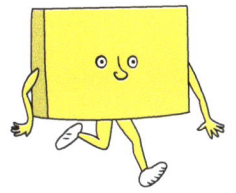

Overcompensatie (vechten)
Je maakt je sterk en hebt controle door je bijvoorbeeld groter of wijzer voor te doen, door de ander aan te vallen, of door alle aandacht naar je toe te trekken. Ook het heel precies willen zijn, dingen heel goed doen (de perfectionistische overcontroleerder), of goed in de gaten houden wat de ander doet, zien we als overcompenserende copingmodi. Of je gedraagt je juist helemaal anders dan je je voelt, je blaast jezelf op of je gedraagt je superzelfverzekerd (de zelfverheerlijker).

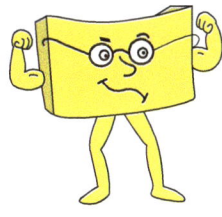

Overgave (verstarren/verlammen)
Je schikt je naar de ander, laat je eigen mening niet horen, beweegt met anderen mee om zo conflict te voorkomen (de *willoos inschikkelijke* of de *pleaser*). In extreme situaties kun je letterlijk verstarren, helemaal blokkeren en 'er niet zijn'. Je kunt je ook helemaal overgeven aan onderliggende pijn, waarbij het onderscheid tussen heden en verleden gevoelsmatig verdwijnt.

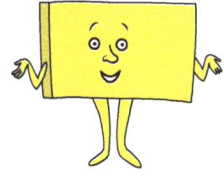

De copingmodi hebben je in het verleden geholpen. Ze voelen vaak ook bekend, veilig en vertrouwd. En nog steeds hebben deze modi een functie en helpen ze op de korte termijn. Je sluit er echter wel je gevoelens mee af, kiest steeds het oude pad, en ze helpen je niet om nu beter aan je eigen behoeften tegemoet te (leren) komen. Het is vaak ook vermoeiend om deze modi steeds opnieuw in te zetten. Een ander nadeel van je zo beschermen is dat het je alleen maakt.

Een eerste stap in het veranderen van je copingmodi is dat je je ervan bewust wordt dat ze een rol spelen en dat je gaat herkennen hoe en wanneer je copingmodi inzet. Vervolgens kun je de ontstaansgeschiedenis van je copingmodi onderzoeken. Zo kun je gaan begrijpen waarom je ze nodig had. Dit weten, helpt je om te bepalen of deze oude overlevingsstrategieën nu nog zinvol zijn. Zoals je hiervoor las, blokkeren ze je behoeften en staan ze contact in de weg. Een volgende stap is dus om ze los te laten op die momenten dat het veilig genoeg is. Zo kun je verbinding maken met je onderliggende gevoelens en ook anderen dichterbij halen door je behoeften te laten zien.

Opdracht

Schrijf eens op wat je herkent van wat hierboven staat over copingmodi. (Je mag het ook in de tekst arceren met een stift.)

_____
_____
_____
_____
_____
_____
_____
_____
_____

Heb je ook al een idee in welke situaties je deze overlevingsstrategieën vooral tegenkomt? Waardoor ze worden getriggerd?

_____
_____
_____
_____
_____
_____
_____
_____
_____
_____

2.3.2 Oudermodi

De oudermodi zijn de kanten in jezelf die je ondermijnen, je onderuit halen. Vanuit deze modi geef je jezelf op je kop. Je geeft commentaar op jezelf op een destructieve manier, zoals een commentator bij een wedstrijd die de hele tijd zegt wat er niet goed gaat en hoe slecht de spelers wel niet zijn. Je gaat je er beroerd van voelen, je krijgt het idee dat je het niet goed doet of dat je als persoon niet voldoet.

Oudermodi zijn al vroeg in je leven ontstaan. Je bent niet geboren met al die zelfkritiek, dus die komt ergens vandaan. Je hebt als kind deze boodschappen al gehoord, of je hebt ze zo geïnterpreteerd (als er bijvoorbeeld vaak gezegd wordt dat je zusje het zo goed doet, is het maar een kleine stap om in te vullen dat jij het niet zo goed doet en meer op je zusje moet lijken). Vooral ouderfiguren hebben zo invloed gehad op het ontwikkelen van je eigen veeleisende of bestraffende stem. Vandaar de term oudermodi. Maar, het kan ook zijn dat jouw ondermijnende boodschappen afkomstig zijn van andere belangrijke volwassenen, of van leeftijdsgenoten die jou buitensloten of pestten.

De boodschappen van vroeger zijn vervolgens een onderdeel van jezelf geworden. Je bent ze in jezelf gaan herhalen en inmiddels doe je dit misschien wel veel vaker of met veel meer kracht dan dat je ze in je verleden hebt ervaren. Het nare is dat het helemaal bij je is gaan passen en nu te veel onderdeel van je uitmaakt. In de behandeling maken we vaak mee dat mensen er helemaal in zijn gaan geloven en ervan overtuigd zijn dat het klopt wat een oudermodus zegt.

De oudermodi zorgen ervoor dat je niet meer vrij bent om te voelen wat er echt speelt of wat je eigenlijk nodig hebt. Ze commanderen of bestraffen. We maken onderscheid tussen de *veeleisende ouder* en de *bestraffende ouder*. Daarnaast gebruiken we ook wel de term *schuldinducerende ouder* voor een combinatie van veeleisendheid en bestraffend zijn.

Bij alle drie de modi is het belangrijk dat je herkent wanneer ze actief zijn en je ze kunt benoemen als een oudermodus. Het helpt je ook als je weet waar de oudermodus vandaan komt en te ervaren wat je eigenlijk nodig had.

Veeleisende ouder

Vanuit de veeleisende ouder heb je vooral commentaar op wat je doet of juist niet doet en hoe je het doet. Geboden en verboden horen hierbij, zoals: je moet altijd aardig zijn; je moet verantwoordelijk zijn; je moet je niet aanstellen; je mag niet huilen. Ook vindt de veeleisende ouder dat wat je doet niet goed genoeg is, dat het eigenlijk nog beter kan of dat er nog meer moet. De veeleisende-oudermodus geeft druk en spanning. Je jaagt jezelf ermee op. De toon van de veeleisende ouder is onplezierig, hard, niet meevoelend.

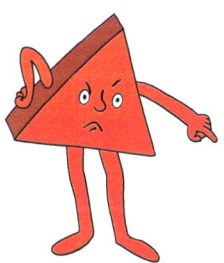

Het lastige is dat er soms stukjes in de boodschappen van je veeleisende ouder zitten die ergens wel hout snijden. Om een goed resultaat te behalen is het ook nodig dat je je best doet of ergens veel tijd aan besteedt. En om een baan vol te houden moet je ook 's ochtends uit je bed komen. Maar, het is niet behulpzaam om dit de hele tijd te herhalen en als je eens een andere keuze maakt je hiermee gelijk slecht te voelen. Wat je eigenlijk nodig hebt, is een reële kijk op wat je van jezelf mag en kunt verwachten in bepaalde omstandigheden. En je mag ook een zekere mildheid voor jezelf hebben. Dus, in plaats van: "Kom er nu eens uit luiwammes", kun je ook tegen jezelf zeggen: "Als je nu opstaat, heb je nog tijd voor een bakje koffie en kun je rustig naar je werk vertrekken." Dat laatste komt vanuit je *gezonde volwassene*. Deze kant ondersteunt en stimuleert je, terwijl de veeleisende ouder de druk op jezelf alleen maar opvoert.

Bij de veeleisende ouder is het belangrijk te leren wat goed genoeg is, te accepteren dat je niet perfect bent en het ook nodig hebt om af en toe eens even een pauze te nemen. Het helpt je ook als je weet wat jouw normen en waarden zijn en dat deze mogen verschillen met die van een ander.

Bestraffende ouder

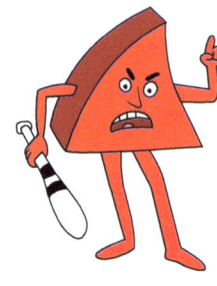

De bestraffende ouder is vaak gemakkelijker te herkennen dan de veeleisende en schuldinducerende ouder. De manier waarop je tegen jezelf praat is grof, niets ontziend, hard en pijnlijk. In deze modus keur je jezelf steeds af, je geeft jezelf op je kop of scheldt jezelf uit. Bij de bestraffende ouder gaat het veel meer om wie je bent als persoon, minder om wat je doet, zoals bij de veeleisende ouder. Je bestraffende ouder kan tegen je zeggen dat je slecht bent, dat je een aansteller of een watje bent, dat het je eigen schuld is als er iets naars gebeurd is, dat je straf of pijn verdient, dat je een egoïst bent enzovoort.

Als je bestraffende-oudermodus actief is, heb je een sterk negatief gevoel over jezelf. Je bent boos op jezelf of je voelt je heel schuldig. Je kunt jezelf zelfs haten of van jezelf walgen. Het is een zeer destructieve kant, die je onderuit haalt en waar je je klein en machteloos door gaat voelen. De bestraffende-oudermodus levert je niets dan ellende en pijn op en moeten we bestrijden. Het is belangrijk dat je deze modus snel leert te herkennen bij jezelf, zodat je de bestraffende ouder de mond leert snoeren of hem leert te negeren.

Als er al zaken zijn waarvoor je jezelf op de kop geeft en je echt iets hebt gedaan wat niet kan of waar je spijt van hebt, kijk dan realistisch naar jouw aandeel, neem er verantwoordelijkheid voor en herstel de eventuele schade.

Schuldinducerende ouder

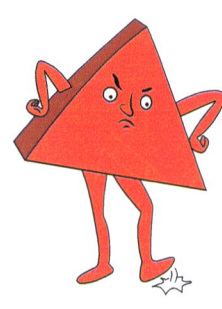

De term zegt het eigenlijk al. De schuldinducerende ouder maakt dat je je schuldig gaat voelen in relatie tot een ander. Eigenlijk zijn de andere oudermodi op dit moment actief. De veeleisende kant vindt dat je iets moet doen en als je dit niet doet, komt de bestraffende kant naar boven en ben je een slecht mens. De veeleisende ouder zegt bijvoorbeeld dat je beter voor de ander moet zorgen en geen 'nee' mag zeggen als die ander je iets vraagt, en de bestraffende ouder zegt dat je anders een grote egoïst bent.

In je opvoeding heb je waarschijnlijk geleerd dat de ander voorgaat of dat je de ander moet verzorgen omdat die zwak of ziek is, misschien iemand met wie je medelijden hebt of voor wie je het graag goed wilt doen. De ander verwacht of eist, direct of indirect (door het niet te zeggen maar wel te laten merken) dat je jezelf opzij zet en remt zo jouw autonomie (een basisbehoefte).

Vaak gaat de schuldinducerende ouder gepaard met loyaliteitsgevoelens. Je voelt mee met de ander, begrijpt de ander, en maakt de behoefte van de ander eigenlijk belangrijker dan je eigen behoefte. Het is belangrijk dat je weer leert voelen wat je zelf nodig hebt en voelt wat je wel passend vindt om voor een ander te doen en wat niet. Jij beslist waar je een grens wilt trekken en 'nee' zegt. Voor jezelf kiezen en ruimte maken voor jouw behoefte is niet slecht of verkeerd.

Opdracht

Welke oudermodi herken je bij jezelf? En wat zeggen ze tegen je? Schrijf dat op in de je-vorm (je moet beter je best doen bijvoorbeeld). Weet je ook al wanneer een oudermodus aan het woord komt, wat de triggers zijn?

_____
_____
_____
_____
_____
_____
_____
_____

2.3.3 Kindmodi

De kindmodi zijn de modi waarin je dicht bij je gevoel zit of zonder al te veel na te denken handelt. De kindmodi verwijzen naar primaire manieren van reageren. Het idee is dat iedereen met deze modi geboren wordt. Temperament en wat er in de omgeving van het jonge kind gebeurt, onderdrukken of versterken deze modi (Young et al., 2005). De hersenen en hersenfuncties van jonge mensen moeten nog rijpen. Dit proces loopt door totdat we de twintig zijn gepasseerd. In het kort komt het erop neer dat bij heftige emoties een primair hersendeel actief is waarover we pas bij het volgroeien van de hersenen meer controle kunnen krijgen. De kindmodi zijn verbonden aan dit primaire deel.

Er zijn verschillende kindmodi. We bespreken hier het kwetsbare kind, het boze kind en het ongedisciplineerde kind.

Kwetsbare kind

De kwetsbare-kindmodus is de modus waar we in je behandeling naartoe werken om in contact te kunnen komen met je onderliggende behoeften waaraan in het verleden te weinig tegemoetgekomen is. Deze nare, onbevredigende of zelfs traumatische ervaringen uit je jeugd zijn verbonden en opgeslagen in je kwetsbare kind. Als je in je kwetsbare-kindmodus bent, ervaar je de pijn of het gemis van vroeger weer. De gevoelens van toen kun je weer levendig beleven, evenals je reactie daarop.

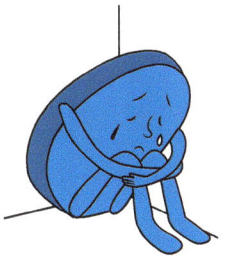

Het is dus pijnlijk voor je als je in de kwetsbare-kindmodus bent. Je kunt je overspoeld voelen, angstig, alleen, verdrietig, onbegrepen, heel afhankelijk, kwetsbaar en/of klein. Je voelt je dat jongetje of meisje van vroeger en ziet jezelf en de wereld om je heen weer door deze bril en denkt ook zo. Je vroegste schema's zijn ontstaan in deze tijd en je kunt bijvoorbeeld denken dat er toch niemand echt voor je is, of dat je er niet bij hoort, of dat mensen misbruik van je zullen maken (zie het overzicht van de verschillende schema's in sessie 1, onderdeel 2.2).

Om je tegen de pijn van het kwetsbare kind te beschermen, en tegen kritische of bestraffende boodschappen van de oudermodi, heb je vroeger de copingmodi ontwikkeld. De copingmodi (en ook de oudermodi) staan nu vaak in de weg om contact te krijgen met je kwetsbare-kindmodus. Het is echter belangrijk om opnieuw in contact te komen met je kwetsbare kind en te doorvoelen wat je onderliggende behoefte is. Doordat jij je kwetsbaar opstelt, kunnen je therapeut(en) en groepsleden aansluiten bij je behoefte. Als je voelt in welke basisbehoefte onvoldoende voorzien werd, doet dit vaak nog meer pijn, omdat je beseft wat je vroeger nodig had en niet kreeg. Het is echter nodig om dit te doorvoelen en om te ervaren wat je gemist hebt. Zo kun je leren om stap voor stap beter te zorgen voor je kwetsbare kind en op die manier een goede ouder voor jezelf worden.

Opdracht

Beschrijf wat je herkent van je kwetsbare kind of arceer in de voorgaande tekst met een stift wat je herkent. Hoe voel je je dan? En misschien weet je ook al in welke situaties je kwetsbare kind nu geactiveerd wordt.

_____

_____

_____

_____

_____

_____

_____

_____

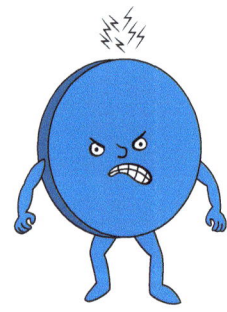

Boze kind

Vlak bij je kwetsbare kind ligt je boze kind. In de boze-kindmodus voel je dat jou pijn gedaan wordt en dat je behoeften niet vervuld worden, en dat maakt je boos. Als je bijvoorbeeld gehoord wilt worden, maar de ander doet geen moeite naar je te luisteren, raak je gefrustreerd, en dit kan je boze kind 'aan' zetten. Je kunt deze boosheid in verschillende gradaties ervaren. Sommige mensen zeggen nooit echt boos te zijn, maar voelen vooral ongemak, irritatie, frustratie of noemen het spanning. Anderen kunnen furieus worden in het boze kind. Die woede kan iemand overspoelen en leiden tot een razernij waarbij er zelfs gevaar is dat dingen stukgaan of dat een ander agressief wordt bejegend.

Het boze kind wordt geactiveerd als je geraakt wordt door een opmerking of gebeurtenis die aan je oude pijn raakt. Dit is de pijn van het kwetsbare kind die je voelt als er onvoldoende in je basisbehoeften wordt voorzien. Gedachten die bij het boze kind kunnen horen zijn: zie je wel ik word niet gezien, er wordt geen rekening met me gehouden, de ander is erop uit me te pakken te nemen, ik wil het gewoon hebben, je moet me niet enzovoort. Er is dus een duidelijke verbinding tussen je boze en je kwetsbare kind, maar de pijn van het kwetsbare kind voel je niet direct. Je boosheid staat op de voorgrond en vormt zo eigenlijk een beschermlaagje. Bij jonge kinderen kun je goed zien hoe deze modi samenkomen. Stel je een jongetje voor van bijna twee jaar die aan het spelen is. Als zijn ouders het spel onderbreken omdat hij moet eten, zet hij het op een boos gebrul. Hij spartelt tegen als zijn ouders hem in zijn stoel willen zetten en weigert een hap te nemen van de lepel die pappa hem voorhoudt. Het ventje voelt zich niet gezien in zijn behoefte (spelen) en uit dit met zijn gedrag. Het kwetsbare kind en het boze kind gaan zo hand in hand.

Het is goed om de boosheid van het boze kind te voelen. Het vertelt je dat je geraakt bent, en als je onderzoekt wat dit is, kom je bij het kwetsbare kind. Daarnaast helpt de boosheid ook om voor jezelf op te komen. Het geeft je kracht. Daarvoor is het wel nodig om, vanuit je gezonde volwassene, te leren deze boosheid om te zetten in assertiviteit. Dit lukt je pas goed als je herkent en erkent dat je boos bent, als je begrijpt welke pijn geraakt wordt en als je kunt zien wat het verschil is tussen nu en je vroegere ervaringen. Je kunt dan je (soms overspoelende) boosheid gebruiken om in het hier-en-nu op gepaste wijze voor jezelf op te komen.

Opdracht

Beschrijf hoe jouw boze kind eruitziet. Wat voel je dan? En wat doe je? Weet je ook wanneer jouw boze kind getriggerd wordt?

_____

_____

_____

_____

_____

_____

_____

_____

Ongedisciplineerde kind

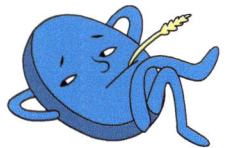

Ieder herkent het wel: je hebt dringend iets te doen, bijvoorbeeld een toets voorbereiden, de keuken opruimen, verzekeringspapieren in orde maken of de was doen, en even later ben je met iets heel anders bezig. Je hebt eigenlijk geen zin in het klusje of je ziet ertegenop, je stelt het uit, maakt iets anders belangrijker en kiest zo op de korte termijn voor de behoefte die je dan hebt. Op de korte termijn ontkom je zo even aan je klus. Op de lange termijn betekent dit echter dat je zaken niet op tijd of niet goed klaar krijgt. In de ongedisciplineerde-kindmodus heb je geen zin om bij dingen stil te staan en wil je gewoon je eigen gang kunnen gaan. Het kan wat opstandig voelen als je in deze modus bent: nu even niet hoor, ik heb het al zo druk gehad, nu ben ik zelf aan de beurt.

Het ongedisciplineerde kind is verbonden met de zaken die je 'moet' doen of van jezelf verwacht. Je ervaart spanning, omdat je er eigenlijk geen zin in hebt of ertegen opziet. Je doet iets om je af te leiden van je eigenlijke taak. Wat precies je onderliggende behoefte is, wordt vaak niet eens zo duidelijk. Bij de impulsieve-kindmodus, die wat lijkt op de ongedisciplineerde-kind-

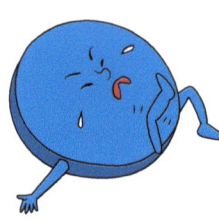

modus, is er vaak iets wat je aandacht trekt. Als je bijvoorbeeld een onlinereclame ziet, koop je het gelijk zonder er eerst over na te denken. Bij het ongedisciplineerde kind is het vooral het *niet* willen, de opstand in jezelf, wat de boventoon voert en je gemakkelijk afleidt van wat prioriteit heeft. Je ongedisciplineerde kind vraagt om begrenzing. Ook het aanleren van realistische grenzen is een basisbehoefte. Maar let op: het gaat hier wel om realistische grenzen. Onze ervaring is dat het ongedisciplineerde kind ook vaak naar voren komt als je te streng en te veeleisend bent voor jezelf. Als de eisen te veel zijn, is je ongedisciplineerde kind een goede manier om je voet van het gaspedaal te halen.

Het is dus belangrijk om enerzijds meer stil te staan bij je behoefte en daar ruimte voor te maken en anderzijds te bepalen wat je redelijkerwijs van jezelf kunt verwachten, een plan te maken hoe dit aan te pakken (of hoeveel tijd hiervoor te nemen) en jezelf te begrenzen op het moment dat je afwijkt van je plan.

Opdracht

Hoe herken je het ongedisciplineerde kind bij jezelf? Wat doe je dan meestal? En weet je ook hoe of waarmee deze modus bij je getriggerd wordt?

_____

_____

_____

_____

_____

_____

_____

_____

2.3.4 De gezonde-volwassenemodus, de goede-oudermodus en de vrije-kindmodus

De eerder besproken modi kunnen je leven negatief beïnvloeden en daarom is het goed te kijken of je belemmerende modi kunt leren herkennen, verminderen of buiten de deur zetten. Gelijktijdig kun je die modi gaan versterken die jou helpen om beter voor jezelf te zorgen. Je richt je dan op de gezonde volwassene, de goede ouder en het vrije kind

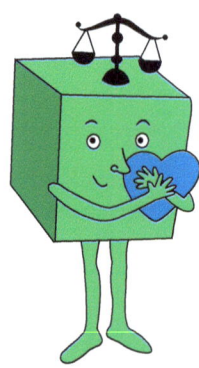

Gezonde-volwassenemodus

De gezonde-volwassenemodus is een modus waar veel onder valt. Als je goed in je vel zit en goed functioneert, kun je zeggen dat je in de gezondevolwassenenmodus bent. Je hebt dan contact met de verschillende kanten in je en met je behoeften, en je weet dit af te stemmen op wat in een situatie passend is. Alle stukjes in je zijn dan geïntegreerd en op zo'n moment is het eigenlijk niet meer zo belangrijk om in termen van modi te spreken. Het voelt als een geheel en je hebt een stabiel gevoel van identiteit (wie je bent en wat bij je past).

Mensen met lang bestaande problemen lukt het echter niet goed om alle modi te overzien en te integreren. De gezonde volwassene moet dan nog sterker worden en meer sturing geven. In de behandeling leer je om steeds meer greep en regie te krijgen, zodat je in staat bent om keuzes te maken en je behoeften af te stemmen op je omgeving.

Naast de regiefunctie maken je kracht en je positieve kwaliteiten ook onderdeel uit van je gezonde volwassene. Samen maken zij je tot wie je bent. Denk bij positieve kwaliteiten aan humor, slim zijn, je goed kunnen verplaatsen in een ander, doorzettingsvermogen, warm zijn, de manier waarop je jezelf verzorgt enzovoort. Los van eventuele problemen die je hebt, zijn er ook deze eigenschappen die je uniek maken.

Voor sommigen klinkt de gezonde-volwassenemodus als een brug te ver, omdat zij denken dat je dan alles perfect moet doen of altijd alles moet weten. Dit wordt er echter niet mee bedoeld. Het gaat erom dat je op een realistische manier jezelf, de ander en de wereld om je heen kunt waarnemen en dat je op basis daarvan passende keuzes kunt maken. Als je bijvoorbeeld naar een officiële gelegenheid gaat (zoals een diploma-uitreiking, een receptie of een uitvaart) is er niets mis mee om je een beetje op de achtergrond te houden, terwijl je op een feestje van goede vrienden juist de rem losser kunt laten als je daar zin in hebt. Zo stem je je eigen behoeften en je omgeving op elkaar af.

Goede-oudermodus

Een onderdeel van de gezonde-volwassenemodus noemen we de goede ouder. Een goede ouder ziet hoe je je voelt of wat je raakt. De goede ouder heeft contact met je kwetsbare-kindmodus en sluit erop aan door je gevoelens te erkennen en, zo veel als kan, te bieden wat je nodig hebt. Vanuit je goede ouder voel je medeleven en ben je mild voor jezelf. Vanuit deze kant ondersteun je jezelf en stimuleer je jezelf op een passende manier. Misschien heb je wel een goed voorbeeld voor ogen van iemand die in het verleden een goede ouder voor je was, zoals een oom of tante, misschien opa of oma, of de moeder van buurkinderen. Of misschien is er wel een film die je raakt waarin iemand warm en begrijpend is naar een ander.

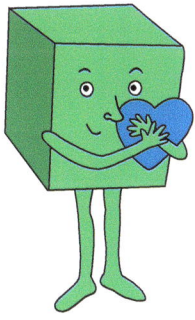

In de schematherapie is *limited reparenting* een belangrijke term die gaat over de goede ouder. Binnen de behandeling zullen de therapeuten ervoor zorgen dat je op een veilige manier in contact kunt komen met anderen, jezelf mag zijn en jezelf mag laten zien. Dit helpt je om bij onderliggende pijnlijke gevoelens te komen, en door dan troost te krijgen en te ervaren dat je gevoelens er mogen zijn, leer je milder voor jezelf te worden en zelf deze goede ouder te worden. Samen met de gezonde volwassene kun je op deze manier je oudermodi bestrijden en heb je minder bescherming nodig van je copingmodi.

Je gezonde volwassene en goede ouder hebben ervoor gezorgd dat je in behandeling bent gegaan. Dat is al een heel belangrijke stap die je hebt gezet voor jezelf! Tijdens de behandeling heb je deze modi steeds nodig om aan te sluiten bij of om te gaan met de andere modi. Je gezonde volwassene besluit of je je moet beschermen of afschermen, of dat het juist niet zinvol is om een copingmodus in te zetten. Je gezonde volwassene is ook de modus van waaruit je leert de oudermodi te bestrijden. Vanuit de goede ouder sluit je aan bij de kindmodi en maak je ruimte voor gevoelens en behoeften. Grenzen horen hier overigens ook bij, want de ongedisciplineerde-kindmodus en soms ook het boze kind hebben juist hier behoefte aan.

Opdracht

Hoe ziet jouw gezonde volwassene eruit, wat zijn jouw kwaliteiten? En je goede ouder, hoe ziet die eruit? Hoe zorg jij goed voor jezelf?

_____

_____

_____

_____

_____

_____

_____

_____

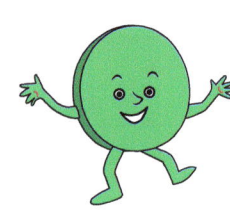

Vrije-kindmodus

Als je in je vrije-kindmodus bent, voel je ruimte. Het is veilig en je behoeften zijn voldoende bevredigd op dat moment. Je voelt je vrij, kunt spelen, muziek maken, dansen of creatief bezig zijn, zonder beperkt te worden door schaamte, bestraffende en inperkende gedachten en oordelen. Ook op een prettige manier knuffelen, vrijen en stoeien worden gedaan door het vrije kind. In de vrije-kindmodus voel je energie. Het borrelt en bruist of er is nieuwsgierigheid om dingen te ontdekken. Het gaat om een prettige spanning die je beleeft bij activiteiten die je doet, of als je verwacht dat er iets plezierigs komt, zoals een vakantie of een feest.

Veel mensen met langer bestaande problemen hebben moeite om de vrije-kindmodus de ruimte te geven, omdat ze daarvoor vroeger werden afgestraft of ingedamd (doe maar normaal, dan doe je al gek genoeg) en ze zichzelf te veel moesten beschermen (ontstaan van de copingmodi). Als er nu gevraagd wordt wat energie geeft, weten zij dit niet goed. Het lijkt erop dat het vrije kind ondergesneeuwd is geraakt.

Het is belangrijk dat het vrije kind bestaansrecht krijgt naast de gezonde volwassene, zodat er meer ontspanning en plezier in je leven is. Beide modi gaan hand in hand, de gezonde volwassene stelt grenzen aan het vrije kind, zodat het veilig kan spelen, en voorkomt dat het spelen doorslaat naar een destructieve copingmodus. In je behandeling wordt er regelmatig stilgestaan bij het vrije kind. Naast het harde werken is er in de therapie ook plek voor plezier en spel. Juist de afwisseling is belangrijk, zodat je leert dat je én hard aan de slag kunt zijn én tijd nodig hebt om te ontspannen en energie op te doen.

Opdracht

Beschrijf hoe jouw vrije kind eruitziet. Waar houd je van, wat geeft je energie? Weet je ook wat je nodig hebt om ruimte te maken voor je vrije kind?

_____

_____

_____

_____

_____

_____

_____

_____

2.4 Moduscirkel

Deze moduscirkel kan je helpen om de verschillende modi bij jezelf te leren herkennen. Niet alle termen van de modi staan erin, maar wel de modi die tijdens je behandeling het meest voorkomen en die in dit werkboek uitgebreider terugkomen. Ook tijdens je behandeling komen deze modi steeds weer terug in de cyclussen van tien weken.

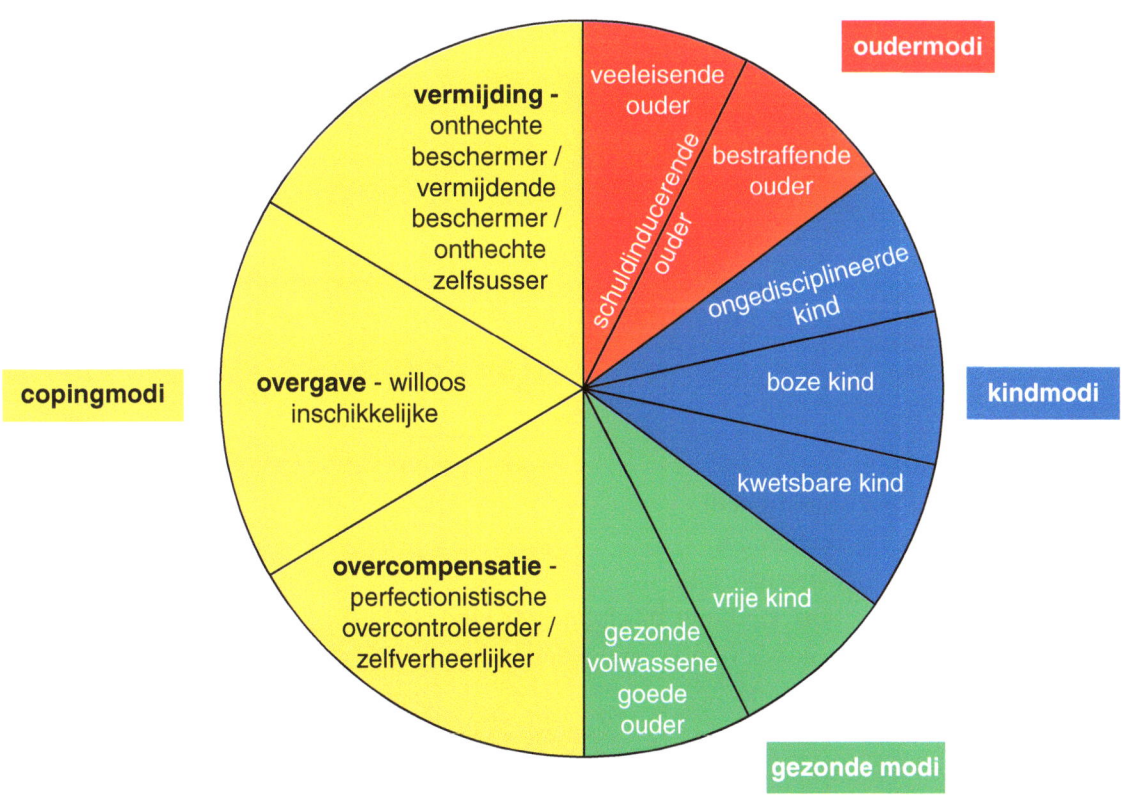

Misschien ken je nog niet alle termen, maar vul hierna eens een cirkel in voor jezelf.

Hoe is de verdeling voor jou op dit moment als je deze zou tekenen?

Teken je modusverhoudingen van de laatste tijd. Teken lijnen waarmee je naar schatting de grootte van je zes modi (of delen van jezelf) laat zien als taartpunten. Bij elke evaluatie zullen we je vragen dit opnieuw te doen, zodat je kunt zien of er verschuiving plaatsvindt.

2.5 De verdeling van jouw modi

1. copingmodi
2. oudermodi
3. kwetsbare kind
4. boze kind/ongedisciplineerde kind
5. gezonde volwassene/goede ouder
6. vrije kind

Fase 1

Sessie 2
Hoe schematherapie werkt

Bij het beschrijven van de modi hebben we elke keer al iets gezegd over de manier waarop je met de verschillende modi om kunt (leren) gaan of wat het uiteindelijke doel is voor de veranderingen in de modi. Dit proces gaat natuurlijk stap voor stap. De eerste stap is dat je leert herkennen welke modi jij hebt, hoe ze eruitzien en op welke momenten ze geactiveerd worden. Deze bewustwording is nodig om vervolgens te onderzoeken waarmee je modi samenhangen en waar ze vandaan komen. In dit deel van je behandeling maak je contact met je onderliggende pijn en dan kun je gaan ervaren wat je eigenlijk nodig hebt. Door aan te sluiten bij je behoeften, kan er heling plaatsvinden en kun je rouwen over wat er niet geweest is. Als je eenmaal ervaart wat je nodig had en hoe deze behoeften nu een rol spelen in je leven, kun je beter voor jezelf leren zorgen. Je leert omgaan met de verschillende modi, ze te managen of te reguleren, steeds met als uiteindelijk doel om je gezonde volwassene te verstevigen, goed voor je kwetsbare kind te zorgen en meer ruimte te maken voor je vrije kind.

Bij de start van je behandeling helpen we je om meer zicht op je modi en schema's te krijgen. Je wordt uitgenodigd om over je ervaringen in je jeugd te praten, je vult vragenlijsten in en je doet wellicht al een oefening waarin je gebeurtenissen uit het verleden voorstelt alsof ze nu weer plaatsvinden (via zogenaamde imaginatie-oefeningen). In het contact met je therapeut(en) en/of in je groep zullen er situaties zijn waarin je merkt dat je sterk emotioneel reageert. Hieraan merk je dat er gevoelens van vroegere ervaringen meespelen en heb je de gelegenheid te onderzoeken welke modus actief is of welk onderliggend patroon (schema) geactiveerd is. Daarnaast zijn er, zoals je in dit werkboek ziet, allemaal formulieren en hulpmiddelen om met de modi aan de slag te gaan.

Binnen schematherapie worden veel technieken toegepast. Je kunt ze onderverdelen in:
- cognitieve technieken, waarbij het gaat over de manier waarop je denkt;
- gedragstechnieken, waarbij de nadruk ligt op wat je doet;
- ervaringsgerichte technieken, die gaan over wat je voelt en ervaart.

Cognitieve technieken
Bij de cognitieve technieken worden methodes gebruikt om je denken in kaart te brengen en er op een realistische manier naar te kijken. Bepaalde opvattingen kun je uitdagen, bijvoorbeeld door voor- en nadelen op een rij

te zetten en hulpmiddelen te ontwikkelen. Je kunt bijvoorbeeld helpende gedachten op hulpkaarten zetten waarmee je jezelf ondersteunt om niet terug te vallen in het oude gedachtepatroon. Je zult merken dat er in de huiswerkformulieren veel aandacht is voor wat je denkt en wat je daar tegenin kunt brengen vanuit je gezonde volwassene of goede ouder.

Gedragstechnieken

De gedragstechnieken gaan over wat of hoe je iets doet. We weten dat alleen praten of ervaren niet genoeg is om tot verandering te komen. Je zult ook stappen moeten zetten om oude gedragspatronen te doorbreken en nieuw gedrag uit te proberen. Pas door dingen anders te doen, kun je gaan ervaren dat er geen rampen gebeuren, en door risico te nemen en zelfs wel eens te mogen 'vallen', leer je jezelf op te staan of duw je jezelf een stapje vooruit. Zo kun je nieuwe vaardigheden leren.

Ervaringsgerichte technieken

De ervaringsgerichte technieken zijn bedoeld om meer in contact met je gevoelens en je lichaam te komen. Dit betreft zowel het voelen nu als het voelen bij gebeurtenissen in het verleden. Om in contact te komen met deze vroegere gebeurtenissen wordt er veel gewerkt met *imaginaties*. De imaginaties helpen om in contact te komen met je kwetsbare kind, en dat is belangrijk omdat hier de pijnlijke en kritische gebeurtenissen liggen. De een kan deze gebeurtenissen heel helder weer voor zich zien, terwijl de ander misschien alleen een bepaald gevoel heeft bij een vroegere gebeurtenis. Soms is er alleen een gevoel en zijn er weinig woorden of gedachten. Dit kan te maken hebben met de impact van de gebeurtenis zelf, of met de leeftijd waarop die gebeurtenis heeft plaatsgevonden, of misschien zelfs met het verschil tussen mensen in wat er in het geheugen wordt opgeslagen. Het gaat er echter bij deze imaginatie-oefeningen niet om dat de gebeurtenis heel scherp of precies teruggeroepen kan worden, het gaat erom dat je contact maakt met onderliggende behoeften en zo stap voor stap je kwetsbare kind ruimte geeft en leert aan te sluiten bij deze behoeften.

Bij imaginatie-oefeningen wordt je gevraagd je ogen te sluiten en je de gebeurtenis zo levendig mogelijk voor te stellen, er helemaal in te stappen en weer te ervaren alsof het nu gebeurt. We zullen je daarbij helpen door te vragen in de tegenwoordige tijd te praten en met je na te gaan wat je ziet, wat je ruikt, proeft, hoort en voelt. Door vervolgens te kijken naar wat er gebeurt en wat je nodig hebt in die situatie, kom je meer in contact met je onderliggende behoeften. Dit hoef je dus niet allemaal alleen te doen. De therapeut(en) en/of groep zullen je helpen.

Tot slot over de modi

De verschillende modi hebben invloed op elkaar en hangen met elkaar samen. Bijvoorbeeld: als je vanuit de bestraffende-oudermodus allerlei nare boodschappen hoort (je deugt niet, je bent een loser), dan zal dit de kwetsbare-kindmodus triggeren, die zich dan down en mislukt gaat voelen. Dit kan de copingmodus vermijding oproepen en kan uitmonden in te veel alcohol gaan drinken om dit niet te voelen.

Om dit helder te maken is er het modusmodel (zie sessie 2). Gedurende de dertig sessies werk je aan alle hiervoor genoemde modi. Dat doen we in een cyclus. Steeds staat er een bepaalde modus wat meer centraal tijdens een sessie. Zo leer je je verschillende modi goed kennen. Je leert ze te herkennen en gaat snappen waar ze vandaan komen of welke functie ze hebben. Zo krijg je meer greep op en controle over deze verschillende kanten van jezelf en kun je toekomstige problemen beter begrijpen.

We zullen je tijdens de sessies vragen om boodschappen te zetten bij de verschillende figuren, zoals bijvoorbeeld bij jouw veeleisende-ouderkant (je moet het perfect doen) en mogelijk ook de gedragingen die horen bij één van jouw kanten, bijvoorbeeld bij de vermijdende beschermer als gedrag (niets zeggen, niemand aankijken). Dat helpt om ook concreet te maken wat je kunt veranderen in nieuwe boodschappen of nieuwe gedragingen. Daarnaast helpt het ook om plaatjes of foto's bij de verschillende figuren te zoeken.

Modusmodel

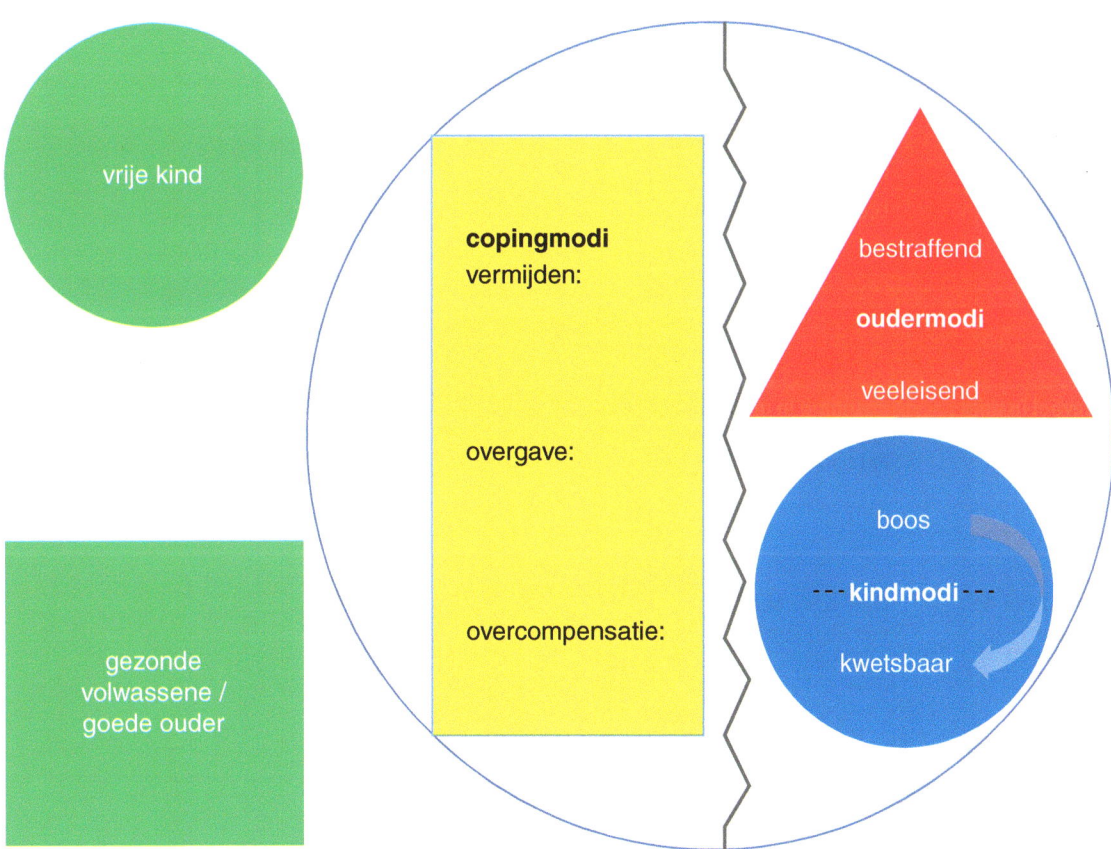

Sessie 3
Bewustwording eerste fase: copingmodus

	Voorbeeld	Mijn ervaring
Gebeurtenis In welke situatie was je?	Groepsdiscussie over de moduscirkel.	
Gedachten	Zie je wel, zij kunnen heel goed praten, ik zeg toch alleen maar stomme dingen die nergens op slaan. Ik snap er niks van. Ze merken het vast ook dat ik niets weet.	
Gevoelens	Leegte, afwezig voelen.	
Gevoel in mijn lichaam	Spanning in mijn buik. Mijn hoofd voelt alsof het uit elkaar barst.	
Naam van de modus	Onthechte beschermer, ik noem het 'mijn muurtje'.	
Actie die ik normaal onderneem	Niks, stil vallen, niets meer zeggen, mezelf afsluiten.	
Wat heb ik nu nodig?	Om me onderdeel van de groep te voelen. Nu voelde ik me alleen, een buitenstaander.	

Sessie 4
De copingmodi op de weegschaal

Voorbeeld Emily

Emily is een jonge vrouw met drie kinderen. In het dagelijks leven komt zij nooit aan zichzelf toe. Zij zorgt voor haar kinderen, voor haar man, voor haar buurvrouw, voor haar collega's. Zij is continu moe. Emily is de oudste dochter uit een gezin met drie kinderen. Haar moeder heeft in Emily's jeugd een langdurig ziekbed gehad. Emily zorgde voor haar vanaf jonge leeftijd en probeerde zo goed als zij kon ook voor de andere kinderen te zorgen. Ook probeerde zij altijd heel vrolijk te zijn en grapjes te maken, want zij wist dat haar moeder dit fijn vond en dan af en toe om haar kon lachen. Emily vond dit allemaal gewoon. Pas later in haar leven kon zij zien dat zij zich als kind ook wel eenzaam en alleen heeft gevoeld, maar er was toen geen ruimte voor haar gevoelens.
Het overlevingsmechanisme destijds was: niet stilstaan bij eigen gevoel door altijd maar bezig te zijn om voor de anderen te zorgen. Een andere copingstijl van Emily was goed kijken wat er nodig was voor de ander en dat dan doen, zelfs voordat iemand dat vroeg. Als copingmodi zien we dus een onthechte beschermer en een willoze inschikkelijke.
Als Emily kijkt naar haar weegschaal van nu (wat het haar opbrengt en wat het haar kost), dan weegt de kostenkant nu zwaarder.

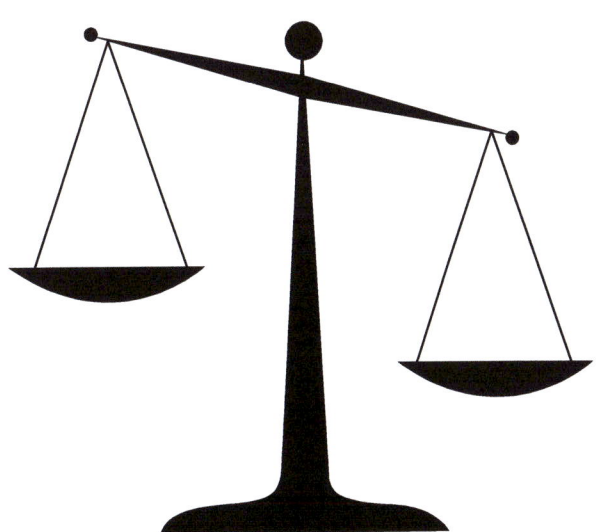

+ Opbrengsten	- Kosten
Mensen komen naar mij toe met al hun problemen en vertrouwen me.	Ik ben steeds moe.
Ik voel me even nuttig.	Ik voel me altijd gestrest.
Ik kan mensen blij maken.	Ik kom niet toe aan wat ik fijn vind.
Het is vertrouwd en veilig.	Als ik alleen ben, voel ik me somber.
	Ik 'groei' hier niet van.

Kijk nu eens naar je eigen geschiedenis.

1. Omcirkel wat vroeger jouw coping was: hoe hield jij je als kind staande (voor uitleg zie sessie 1, onderdeel 2.3.1)?

   vermijding – overgave – overcompensatie

   Hoe heet jouw copingmodus die je nu onder de loep neemt?

   _____
   _____
   _____
   _____
   _____
   _____

2. Uit welke gedragingen bestond jouw coping? Bijvoorbeeld: goed leren, je stil houden, grappig zijn.

   _____
   _____
   _____
   _____
   _____
   _____

3. Wat was vroeger het voordeel daarvan? Bijvoorbeeld: ik was onzichtbaar, dus werd niet gepest.

   _____
   _____
   _____

_____
_____
_____

4. Welke gedragingen van de copingmodi heb je nu nog steeds?

_____
_____
_____
_____
_____
_____

5. Wat is het gevolg hiervan in je dagelijks leven?

_____
_____
_____
_____
_____
_____

6. Hoe ziet jouw weegschaal eruit? Wat zijn de plussen en de minnen op dit moment van je oude coping?

+	−

Sessie 5
Bewustwording eerste fase: veeleisende-oudermodus

	Voorbeeld	Mijn ervaring
Gebeurtenis In welke situatie was je?	Ik moet dit huiswerk maken.	
Gedachten	Ik snap die moduscirkel nog niet zo goed. Ik weet niet of het wel klopt als ik een voorbeeld geef. Ik moet nog een paar keer de toelichting doorlezen om het goed te snappen. Het moet wel goed zijn!	
Gevoelens	Ik voel me zo angstig, dat ik niets meer weet.	
Gevoel in mijn lichaam	Stress in mijn hele lichaam. Ik voel overal spanning, maar het meest in mijn schouders en nek.	
Naam van de modus	Veeleisende ouder. Ik noem het de perfectionist.	
Actie die ik normaal onderneem	Ik schrijf het nog een keer over en check of ik geen taalfouten heb gemaakt.	
Wat heb ik nu nodig?	Ik moet dit stoppen en heb iemand nodig die zegt dat het genoeg is, goed genoeg.	

Sessie 5
Bewustwording eerste fase: bestraffende-oudermodus

	Voorbeeld	Mijn ervaring
Gebeurtenis In welke situatie was je?	Ik kwam te laat voor de groep.	
Gedachten	Wat ben je toch een sukkel. Kun je nu nooit eens op tijd komen. Loser.	
Gevoelens	Boos op mezelf. Ik haat mezelf dan.	
Gevoel in mijn lichaam	Beroerd, misselijk, spanning.	
Naam van de modus	Bestraffende ouder. Het duiveltje in me.	
Actie die ik normaal onderneem	Ik ben geneigd te stoppen met de groep. Het wordt toch niets zo.	
Wat heb ik nu nodig?	Dat ik milder ben naar mezelf. Ik doe echt mijn best. Ik wil niet steeds luisteren naar die bestraffende kant.	

Sessie 6
Veeleisende-oudermodus: gedachten uitdagen

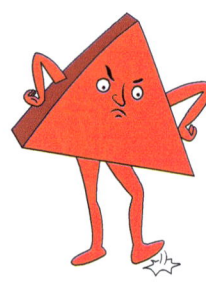

De veeleisende-oudermodus is de modus die jou steeds onder druk zet. Deze modus is eisend en zegt steeds wat je wel of niet moet doen, of levert steeds commentaar op dingen die je doet. Enkele voorbeelden:
- Je moet beter je best doen.
- Je mag niet alleen aan jezelf denken.
- Schiet eens op, je had allang klaar kunnen zijn.
- Als je het niet perfect doet, kun je het net zo goed niet doen.

De stem van de veeleisende ouder is vaak zo vertrouwd, dat je geneigd bent ernaar te luisteren. Dit terwijl de logica vaak ontbreekt en de toon van de veeleisende ouder je steeds weer onderuit haalt. Herken je dit? Kun je beschrijven op welke toon jouw veeleisende ouder tegen je praat? En wat zegt de veeleisende ouder dan tegen je? Schrijf dit hieronder op.

_____
_____
_____
_____
_____
_____
_____
_____

Het beste kun je de veeleisende ouder negeren of helemaal uitzetten, maar het lastige is dat er vaak nog wel iets van waarheid schuilt in hetgeen de veeleisende ouder zegt. Soms moet je gewoon iets doen, moet je dingen goed doen of moet je aardig zijn tegen anderen. En dat is niet verkeerd. Maar de manier waarop de veeleisende kant dit zegt, is wel verkeerd en de inhoud klopt vaak niet. De veeleisende-oudermodus 'denkt' in alles of niets, altijd of nooit, goed of fout en vaak zit er een voorwaardelijkheid in als ..., dan ...

Opdracht

Onderzoek de gedachten van de veeleisende-oudermodus eens. Als je naar de gedachten kijkt die je zojuist hebt opgeschreven, zie je dan de denkfouten?

Het helpt vaak als je je voorstelt dat een goede vriend de gedachten van jouw veeleisende-oudermodus heeft. Wat wil je dan tegen je vriend zeggen?

Schrijf voor elke veeleisende gedachte die je hebt opgeschreven nu op wat je er tegenin kunt brengen.

_____

_____

_____

_____

_____

_____

_____

_____

Je hebt nu gezonde volwassen boodschappen opgeschreven en zo 'tegengif' gemaakt tegen de veeleisende ouder. Lees de alternatieve gedachten nog eens door. Hoe voelt dat?

_____

_____

_____

_____

_____

_____

_____

_____

Sessie 7
Bewustwording eerste fase: kwetsbare-kindmodus

	Voorbeeld	Mijn ervaring
Gebeurtenis In welke situatie was je?	Ik liep in de supermarkt en zag daar mijn vriendin met haar nieuwe vriend lopen. Zij groette me niet.	
Gedachten	Zie je wel, ze wil mij niet kennen nu haar vriend erbij is. Ze schaamt zich vast voor mij.	
Gevoelens	Ik voel me klein en verdrietig en ik ben ook boos op mezelf (ik dacht dat zij mij mocht).	
Gevoel in mijn lichaam	Ik krijg stekende hoofdpijn en voel me duizelig.	
Naam van de modus	Kwetsbare-kindmodus. Ik noem het de eenzame Eline.	
Actie die ik normaal onderneem	Huilend mijn bed in kruipen en erover blijven denken.	
Wat heb ik nu nodig?	Ik zou me niet zo eenzaam willen voelen en willen voelen dat iemand me aardig vindt. Weten of ze mij heeft gezien.	

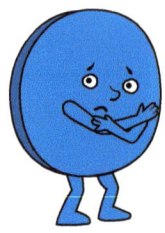 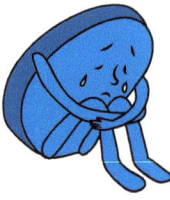

Sessie 7
Bewustwording eerste fase: boze-kindmodus

	Voorbeeld	Mijn ervaring
Gebeurtenis In welke situatie was je?	Ik zeg tegen mijn vader dat ik me depressief voel. Hij zegt dat ik beter kan gaan werken.	
Gedachten	Ik denk: ik ga je nooit meer iets vertellen. Je snapt er niets van.	
Gevoelens	Ik voel me van streek en boos.	
Gevoel in mijn lichaam	Ik voel dat mijn spieren hard zijn en zie dat ik mijn vuisten bal.	
Naam van de modus	Boze kind.	
Actie die ik normaal onderneem	Ik ben naar mijn kamer gegaan en heb hard met de deur geslagen.	
Wat had ik nu nodig?	Ik wilde begrepen worden en had steun nodig.	

Sessie 7
Bewustwording eerste fase: ongedisciplineerde-kindmodus

	Voorbeeld	Mijn ervaring
Gebeurtenis In welke situatie was je?	Het is over twee dagen alweer de groepssessie en ik moet de opdracht nog maken.	
Gedachten	Pfff, dat is toch veel te veel zeg! Dan moet ik ook nog foto's gaan zoeken. Waarom zou ik dat allemaal doen? Ik ben toch al in mijn hoofd met de therapie bezig, dat is toch wel genoeg?	
Gevoelens	Ik voel me geïrriteerd en moe.	
Gevoel in mijn lichaam	Zin om mijn tong uit te steken. Ik zit veel te zuchten terwijl ik op de bank zit. Ik krijg er druk van in mijn hoofd.	
Naam van de modus	Mijn puber.	
Actie die ik normaal onderneem	Afleiding zoeken, zodat ik er niet meer aan denk.	
Wat heb ik nu nodig?	Ik weet dat het goed is om er toch tijd voor te maken. Ik zou willen dat ik mezelf een steuntje kon geven of dat een ander mij even op gang kan helpen, zodat ik mezelf daarna kan belonen omdat ik het toch heb gedaan.	

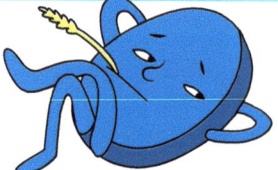

Sessie 7
Bewustwording eerste fase: vrije-kindmodus

	Voorbeeld	Mijn ervaring
Gebeurtenis In welke situatie was je?	Mijn vriendin vroeg me om mee te gaan wandelen met haar twee hondjes.	
Gedachten	Ik denk: yes leuk! Ik ben dol op haar hondjes. Lekker in het bos lopen, heerlijk!	
Gevoelens	Ik voel me blij.	
Gevoel in mijn lichaam	Ik glimlach, krijg een warm gevoel en voel energie.	
Naam van de modus	Vrije kind.	
Actie die ik normaal onderneem	'Ja' zeggen en ervan genieten!	
Wat heb ik nu nodig?	Mijn behoefte is bevredigd. Ik vind het heerlijk om te wandelen en houd ervan met de honden te spelen. Goed dat ik ja heb gezegd!	

Sessie 8
Basisbehoeften: wat heb je nodig?

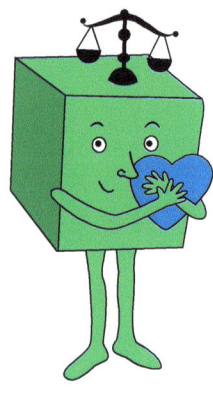

In het begin van dit werkboek legden we uit hoe een tekort in basisbehoeften leidt tot schema's. In je behandeling ligt de nadruk op de wijze waarop je omgaat met deze schema's en inmiddels heb je de verschillende kanten die hierbij een rol spelen leren kennen in termen van de verschillende modi. Het uiteindelijke doel van je behandeling is dat je jouw onderliggende behoeften, waaraan vroeger niet tegemoet werd gekomen, leert kennen en doorvoelen, zodat je in de toekomst in staat bent beter voor jezelf te zorgen. Het is dus belangrijk om voor jezelf duidelijk te hebben welke behoeften in het verleden in het gedrang zijn gekomen.

Kijk nog eens terug naar de informatie over schematherapie uit sessie 1.

In de volgende twee voorbeelden geven we aan welke basisbehoeften in het gedrang zijn gekomen.

Voorbeeld Jeroen
Jeroen is een man van 45. Hij groeide op in een gezin met twee jongere zusjes. Zijn vader was een dominante man, die veel thuis was door een lichamelijke aandoening. Jeroens vader was verslaafd aan alcohol en kon dan erg agressief worden met schreeuwen, en schelden (Jeroen werd als enige jongen tijdens vaders dronken buien altijd uitgescholden: "Je bent een watje, een nietsnut, je zult nooit een man worden." Er was sprake van veel huiselijk geweld waarin zowel de moeder als de kinderen werden geslagen. Als kind moest Jeroen altijd peilen hoe de situatie thuis was: moest hij weer proberen om zijn moeder of zijn zusjes te beschermen, moest hij zelf dekking zoeken?
Jeroen had het gevoel dat hij verantwoordelijk was voor zijn moeder en zusjes. Het gevoel onbezorgd kind te kunnen zijn, kent hij niet uit zijn jeugd.
Het voelen van veiligheid en verbondenheid, zelfexpressie en speelsheid/spontaniteit heeft Jeroen als basisbehoeften gemist.

Voorbeeld Anette

Annette is een jonge vrouw van 24 jaar. Als kind was zij erg verlegen en wat angstig. Zij was een nakomertje in een gezin met drie oudere zussen. Het gezin waarin zij opgroeide, beschrijft zij als liefdevol, warm en heel veilig. Als jongste kreeg zij veel aandacht van haar ouders en zusjes. Zij was vaders 'prinsesje'. Haar moeder was altijd erg bezorgd om haar jongste kind. Als Annette het eng vond om alleen naar een winkel te gaan, dan ging haar moeder met haar mee. Als zij iets nieuws ging doen en daar tegenop zag, vroeg haar moeder of een van haar zusjes meeging, wat zij met liefde deden. Als de kleine Annette uit verlegenheid niet meteen een antwoord kon geven in gezelschap, gaf haar moeder voor haar antwoord. Annette heeft vanuit de goede intenties van haar ouders het idee gekregen dat zij altijd iemand nodig heeft en zij niet zonder een ander kan.

Annette doet weinig dingen alleen en durft geen nieuwe situaties aan te gaan. De behoefte aan autonomie, identiteitsgevoel en zelfexpressie hebben in haar jeugd onvoldoende ruimte gehad.

Opdracht

Lees nog eens de uitleg over de basisbehoeften en de schema's die kunnen ontstaan als er een tekort in een basisbehoefte is (sessie 1, onderdeel 2.1 en 2.2). Welke basisbehoeften spelen bij jou de belangrijkste rol? Noem de twee belangrijkste.

1. _____

2. _____

Weet je ook welke schema's hierbij horen (denk aan uitslagen van de schemavragenlijst en de bespreking hiervan met je therapeut)?

_____
_____
_____
_____
_____

Welke ervaringen hebben geleid tot een tekort in de door jou benoemde basisbehoeften en schema's?

_____
_____
_____
_____
_____

En hoe is het nu? Hoe houd je het tekort in stand?

_____

_____

_____

_____

_____

_____

_____

_____

Hoe zorg je nu wel goed voor deze basisbehoeften? Is er al iets veranderd in je leven?

_____

_____

_____

_____

_____

_____

_____

_____

Schrijf op wat je met jouw basisbehoeften aan _____ en _____ wilt doen de komende tijd (beschouw het als een vuurtorenlicht of jouw baken, waarop je de komende tijd koers gaat houden).

_____

_____

_____

_____

_____

_____

_____

Sessie 9
Je gezonde volwassene en goede ouder versterken

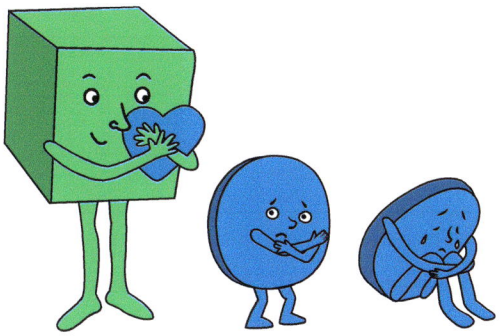

De termen gezonde volwassene en goede ouder kunnen allerlei ideaalbeelden oproepen. Maar deze termen wijzen niet op perfectie. Het is niet zo dat als je in die modus zit, je je nooit verdrietig of boos voelt. En denk ook niet dat je dan opeens overal oplossingen voor hebt. Wat houdt deze modus dan wel in?

In de modus van gezonde volwassene en goede ouder kun je je bewust zijn van de verschillende modi waarin je kunt komen. Je kunt erachter komen welke modi jou belemmeren en je kunt daar verandering in aanbrengen. Je kunt voelen waar je behoeften liggen en dat je in staat bent om goed voor je kwetsbare-kindkant te zorgen. En je kunt streven naar het vervullen van die behoeften. In deze modus staan, betekent dat je nu keuzes kunt leren maken, wat vroeger mogelijk niet kon.

Eigenlijk is er sprake van een combinatie van het kunnen gebruiken van gevoel en verstand. Concreet betekent dit dat je stilstaat bij jezelf, dat je je bewust wordt van de signalen die je lichaam afgeeft en wat die betekenen. Je kunt je je gevoelens erkennen. Je kunt jezelf troosten, steunen en stimuleren. Je kunt grenzen stellen aan anderen, en ook aan jezelf als dat nodig is. In deze modus weet je ook dat je hulp mag vragen als je er niet alleen uitkomt, dat je gedachtekronkels kunt leren herkennen en corrigeren. Dit klinkt misschien allemaal heel groot of ver weg, maar als je de nu volgende vragen doorneemt, is het waarschijnlijk dichterbij dan je dacht.

Vragen
1. Kijk eens om je heen in het dagelijks leven of op televisie naar ouders en naar hoe zij met hun jonge kinderen omgaan. Wat zie jij als goed ouderschap? Schrijf een aantal kwaliteiten op.

Bijvoorbeeld: ik zag in de tram een vader die zijn zoontje leerde hoe hij bij de automaat een kaartje moest kopen. De jongen van een jaar of negen vond het zichtbaar spannend, maar de vader stimuleerde hem en legde rustig elke stap uit. Toen het was gelukt en de jongen heel blij was, gaf de vader hem een high five en zei: "Je bent een toppertje!" In dit tafereeltje zag ik de goede-ouderkwaliteiten: stimuleren, bemoedigen en complimentjes geven.

_____

_____

_____

_____

_____

_____

_____

2. Doe hetzelfde met de gezonde-volwassenemodus. Wat zie jij als kwaliteiten bij mensen om je heen? (Kijk nog eens bij sessie 1 onderdeel 2.3.4.)

_____

_____

_____

_____

_____

_____

_____

3. Kijk nu naar jouw gezonde-volwassenemodus. Welke kwaliteiten heb jij bij jezelf ontdekt?
Bijvoorbeeld: toen ik gisteren erg hoofdpijn had, heb ik goed voor mezelf gezorgd door alle afspraken die dag af te zeggen en rust te houden. Of: ik heb ervoor gekozen om aan mijn problemen te werken door deze therapie te volgen.

_____

_____

_____

_____

_____

_____

_____

4. Vraag aan drie mensen die dicht bij jou staan en je goed kennen wat zij vinden dat jouw kwaliteiten en krachten zijn. Past dit voor jou bij de gezonde-volwassenemodus en/of de goede-oudermodus?

_____
_____
_____
_____
_____
_____
_____

5. Waar kun je je op richten of aan werken om je gezonde-volwassenemodus en goede-oudermodus te versterken?
Bijvoorbeeld: ik wil mezelf meer rust gunnen, mijn agenda leger maken dan ik normaliter doe, want daardoor krijg ik vaak hoofdpijn. Of: ik wil als ik onzeker ben om iets nieuws te gaan doen, mezelf gaan stimuleren en het toch gaan doen, zodat ik meer zelfvertrouwen kan opbouwen. Of: als ik iets heb gedaan waar ik trots op mag zijn, wil ik mezelf een complimentje geven.

_____
_____
_____
_____
_____
_____
_____

6. Maak de volgende zin af.
Ik zou willen dat mijn gezonde-volwassenemodus en/of mijn goede-oudermodus de komende weken meer tegen mij gaan zeggen dat:

_____
_____
_____
_____
_____
_____
_____

Sessie 9
Stappen tot verandering: de gezonde-volwassenemodus en de goede-oudermodus inzetten (voorbeeld)

In het vorige werkblad heb je beschreven wat je kwaliteiten en krachten zijn. Je hebt je gezonde volwassene en goede ouder nodig om aan de verschillende andere modi te werken. Je bewustzijn van deze modi, dus hoe de modi er bij jou persoonlijk uitzien en hoe en wanneer deze modi actief zijn, helpen je om je gezonde volwassene en goede ouder in te zetten en zo je problemen aan te pakken. In deze sessie kies je een modus om aan te werken en schrijf je op wat je van plan bent te gaan doen. Voer dan je plan uit en evalueer in het onderste vak hoe het verlopen is.

We geven eerst een voorbeeld.

Modus om aan te werken	Kwetsbare kind
In welke situatie kwam ik deze modus tegen? Wat doe ik dan meestal?	Vorige week toen ik de supermarkt mijn vriendin tegenkwam met haar nieuwe vriend en zij mij niet groette. Ik ga dan de hele tijd die situatie in mijn hoofd afspelen. Ik voel me dan zo rot dat ik in mijn bed ga liggen en alleen maar kan huilen.
Wat is vaak de rode draad bij deze modus?	Dit komt eigenlijk altijd voor als ik met anderen te maken heb. Ik krijg dan het gevoel dat mensen mij niet moeten, dat ze zich voor mij schamen en liever niet met mij gezien worden. Het doet me denken aan vroeger. Mijn oudere broer schaamde zich altijd voor mij op school omdat ik angstig was en dan altijd naar hem toe ging. Dan deed hij ook net alsof hij mij niet zag.
Wat zou je gezonde volwassene of je goede ouder kunnen zeggen?	Ik begrijp wel dat zo'n situatie meteen weer dat gevoel van vroeger oproept, want dat was ook heel naar dat je broer dan net deed alsof hij je niet zag en dat hij zich schaamde voor je. Maar je vriendin is altijd aardig tegen je en jullie zijn ook wel eens samen naar een picknick geweest met haar vrienden. Dat was toen heel gezellig en het was ook niet zo dat zij jou niet mee wilde hebben omdat zij zich voor jou zou schamen. Misschien heeft zij jou echt niet gezien in de supermarkt. Is ook niet zo gek toch? Ze is hartstikke verliefd en heeft misschien alleen oog voor hem gehad.

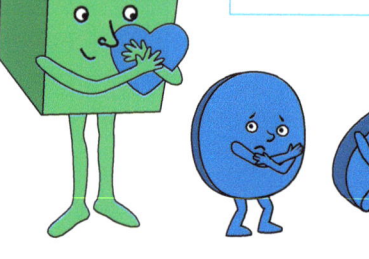

Modus om aan te werken	Kwetsbare kind
Hoe ga je in deze situatie je gezonde volwassene of je goede ouder inzetten? **Denk aan:** – gedachten, – gevoelens oproepen die je kunnen helpen dit te doen, – gedragingen.	Ik ken haar nu goed genoeg om te weten of ze eerlijk is daarin. Als het echt zo zou zijn, dat zij zich voor mij zou schamen, dan is het ook niet een echte vriendin. Niet iedereen is hetzelfde als mijn broer vroeger was. In gedachten ga ik eerst, voordat ik ga bellen, weer terugdenken aan hoe gezellig wij het hadden bij die picknick met haar vrienden en dat het toen helemaal niet zo was dat zij zich schaamde voor mij. Ik vind het wel eng om te gaan doen, maar denk dan aan mijn therapeut, die altijd zegt: "Natuurlijk vind je het eng, dat is heel begrijpelijk als je iets gaat doen wat nieuw voor je is, maar beeld je maar in dat ik je buddy hierbij ben en in gedachten achter je sta!" Dat vind ik een prettig steunend beeld. Ik ga haar bellen en zeggen dat ik haar gezien heb in de supermarkt, en haar vragen of ze mij ook had gezien.
Evaluatie: hoe is het gegaan? Was je plan goed?	Ik heb na lang aarzelen toch de stap gezet haar te bellen. Zij reageerde echt verrast dat ik blijkbaar ook in de supermarkt was geweest. Zij was helemaal aan het giechelen en vertelde tot over haar oren verliefd te zijn. Ze zei ook nog: "Wat jammer dat ik je niet heb gezien, want ik ben heel benieuwd wat jij van hem vindt!" Ik voelde me zo opgelucht hierdoor en was ook best trots op mezelf dat ik die stap had gezet.

Sessie 9
Stappen tot verandering:
de gezonde-volwassenemodus
en de goede-oudermodus inzetten

Modus om aan te werken	
In welke situatie kwam ik deze modus tegen? Wat doe ik dan meestal?	
Wat is vaak de rode draad bij deze modus?	
Wat zou je gezonde volwassene of je goede ouder kunnen zeggen?	
Hoe ga je in deze situatie je gezonde volwassene of je goede ouder inzetten? Denk aan: – gedachten, – gevoelens oproepen die je kunnen helpen dit te doen, – gedragingen.	
Evaluatie: hoe is het gegaan? Was je plan goed?	

Sessie 10
Voorbereiding warme douche

Voor de ander
Schrijf voor elk groepslid *en* voor jezelf enkele *tops* en *tips* op. Schrijf kort iets over wat je positief vindt aan de ander of wat je in hem of haar waardeert, en ook wat je iemand toewenst of als aandachtspunt hebt.

(Houd bij deze opdracht vooral de perfectionist in je in toom. Het gaat er niet om dat je een perfecte boodschap moet schrijven, of dat het niet kort mag, of dat het op een perfecte kaart moet ... Het gaat om wat als eerste associatie bij jou opkomt voor jouw groepsgenoten en voor jezelf vanuit de blik van de goede ouder. Je schrijft vanuit dezelfde intentie als een goede vriendin zou doen en daarbij is alles dus oké!)

Tops (voorbeeldvragen die je mogelijk hierbij helpen)
- Wat heb je ervaren als een positieve ontwikkeling bij je groepsgenoot?
- Wat vind je een positieve, mooie of sterke kant van je groepsgenoot, of wat waardeer je in de ander?

Tips (voorbeeldvragen die je mogelijk hierbij helpen)
- Wat zou je de ander nog meer gunnen; wat zou je groepsgenoot naar jouw idee nog verder kunnen ontwikkelen?
- Wat denk je dat die ander zou kunnen gebruiken in de volgende fase?
- Wat zou je als aanmoediging willen meegeven?

Voorbeeld
Beste Anneke,
Ik ken je nog niet zo goed, maar ik vind het knap dat je zo open over je gevoelens durft te zijn. Daarin ben je een voorbeeld voor mij. Fijn dat je mijn buddy was die eerste keer, je gaf mij een welkom gevoel. Ik gun het je dat je nog beter wordt in het voor jezelf opkomen bij je familie, want je bent het echt waard dat je serieus genomen wordt. Veel succes voor de komende tien keer.
Groet, Eva

Voor jezelf
Schrijf ook een kaartje aan jezelf in de je-vorm. Schrijf daarop wat je goed vindt van jezelf de afgelopen weken, waarop ben je trots of waarover ben je

tevreden? Schrijf naar jezelf zoals je naar een goede vriendin zou schrijven, erkennend, stimulerend en bemoedigend. Schrijf ook op wat je jezelf de komende fase nog verder gunt of wat je verder wilt ontwikkelen.

Tops
- Wat heb je ervaren als een positieve ontwikkeling bij jezelf?
- Wat vind je een goede of mooie kant van jezelf of waardeer je van jezelf in deze afgelopen tien keer?

Tips
- Wat zou je jezelf nog meer gunnen, wat zou je nog verder kunnen ontwikkelen?
- Wat denk je dat je zou kunnen gebruiken in de volgende fase?
- Wat zou je als aanmoediging willen meegeven aan jezelf?

Voorbeeld
Lieve Joshua,
Ik vind het knap dat je alle keren naar de groep bent gegaan, ondanks je spanningen vaak vooraf. Dat geeft aan dat je echt wilt veranderen. Wees mild voor jezelf, verandering gaat in stapjes en daar ben je nu goed mee bezig! Die straffende kant van jou mag wel een toontje lager zingen, want daar heb je alleen maar last van. En je mag de komende tijd nog iets meer ruimte nemen om dingen te bespreken die je lastig vindt, zoals je onzekerheid als je bij je vrienden bent. Durf hier in de groep de komende tijd aandacht voor te vragen, want dit is juist een belangrijk punt voor jou. Vroeger was er geen ruimte voor je en moest je altijd voor anderen zorgen. Nu heb je leren zien dat je er mag zijn zoals je bent en dat je het waard bent om goed voor jezelf te zorgen en voor jezelf op te komen. Ga zo door, ik ben trots op hoe je bezig bent.

Sessie 10
Taartdiagram: verdeling van mijn modi

Hoe is de verdeling van jouw modi op dit moment als je het zou tekenen?

Teken je modusverhoudingen van de laatste tijd: teken lijnen om zo de geschatte grootte van je zes modi (of delen van jezelf) weer te geven als taartpunten.

1. copingmodi
2. oudermodi
3. kwetsbare kind
4. boze kind/ongedisciplineerde kind
5. gezonde volwassene/goede ouder
6. vrije kind

Fase 2

Sessie 11
Doelen van sessie 11 tot en met 20

	Wat heb je al bereikt met deze modus? Welke positieve veranderingen merk je?	Welke problemen ondervind je in of met deze modus?	Welk doel streef je na de komende periode?	Welk acties in gedrag kun je alvast daarvoor bedenken?
Copingmodus				
Veeleisende ouder				
Bestraffende ouder				
Boze en ongedisciplineerde kind				
Kwetsbare kind				
Vrije kind				
Gezonde volwassene				

Sessie 12
Bewustwording tweede fase: copingmodus

	Voorbeeld	Mijn ervaring
Gebeurtenis In welke situatie was je?	Ik ben op de verjaardag van een goede vriend	
Bewustwording lichamelijk, gevoelens en gedachten	Ik voelde me afwezig, alleen. Ik ben niet leuk genoeg	
Naam van mijn modus	Mijn onthechte beschermer was actief (ik ging steeds naar buiten om te roken, ik checkte mijn telefoon steeds) en dit maakte mijn eenzame gevoel nog sterker	
Behoefte	Ik wil me graag vrijer voelen, zodat ik makkelijker aansluit en me niet zo alleen voel. Ik wil mezelf leuk genoeg vinden	
Vroegere ervaring (herinneringen uit je jeugd)	Vroeger zei mijn familie altijd dat ik zo verlegen was en weinig lachte. Dan voelde ik me ook altijd zo alleen	
Boodschap aan jezelf van je goede ouder en/of gezonde volwassene	Ik mag me best wat verlegen voelen, maar dat betekent niet dat ik niet leuk ben. Ik hoor er ook bij	

Sessie 13
Probleemaanpak (voorbeeld)

Beschrijf het probleem waar je aan wilt werken	Ik vind het moeilijk om vrienden te maken, die heb ik niet. Eenzaam, ik voel me een loser.
Welke behoefte ligt hieronder?	Om me niet alleen te voelen, ik wil erkenning, gezelschap, verbondenheid, me geliefd of gewaardeerd voelen, aandacht.
Hoe speelt mijn kwetsbare kind een rol?	Ik ben gespannen en angstig als ik iemand ontmoet.
Is er een andere kindmodus actief? Hoe?	Soms word ik echt heel boos op mezelf omdat ik me gevangen voel tussen eenzaamheid en angst.
Wordt je gedrag beïnvloed door copingmodi?	Ik verkramp, daarna voel ik me boos en stoot ik anderen af. Dat deed ik ook altijd op school, mijn boze-beschermermodus.
Is er een oudermodus actief?	Mijn bestraffende ouder zegt dat ik stom ben en waardeloos en dat niemand mij leuk zal vinden. Dat hoor ik continu van deze modus. Dit kan leiden tot impulsieve acties, zelfs tot zelfbeschadiging.

Hoe los je dit probleem meestal op? En wat is dan het resultaat?	Ik word sarcastisch en cynisch. Ik merk dat mensen mij daarom gaan mijden.
Stappen tot verandering	
Welke stap zet je zelf?	Ik kan me iets meer openstellen in de groep, mijn verdediging wat laten zakken en in de groep vertellen hoe bang ik altijd ben dat iedereen een hekel aan mij heeft en dat niemand mij begrijpt.
Hoe kan de groep je helpen?	Misschien herkent iemand anders het wel, dan voel ik me misschien niet zo'n loser. De groep kan me positieve feedback geven als ik probeer meer contact te maken.
Hoe kunnen de therapeuten je helpen?	Ze kunnen er alert op zijn als ik weer in mijn onthechte-beschermermodus of in mijn boze-beschermermodus schiet en mij helpen me hiervan bewust te worden door het te benoemen in de groep of individueel.

Sessie 13
Probleemaanpak

Beschrijf het probleem waar je aan wilt werken	
Welke behoefte ligt hieronder?	
Hoe speelt mijn kwetsbare kind een rol?	
Is er een andere kindmodus actief? Hoe?	
Wordt je gedrag beïnvloed door copingmodi?	

Is er een oudermodus actief?	
Hoe los je dit probleem meestal op? En wat is dan het resultaat?	
Stappen tot verandering	
Welke stap zet je zelf?	
Hoe kan de groep je helpen?	
Hoe kunnen de therapeuten je helpen?	

Sessie 14
Omgaan met modi: copingmodi

Het kan je voor dit huiswerk helpen om de toelichting op de copingmodi nog eens te lezen (sessie 1, onderdeel 2.3.1).

De copingmodi, die in je jeugd zijn ontwikkeld als bescherming tegen te sterke gevoelens van onzekerheid, angst, stress, paniek, eenzaamheid, je waardeloos voelen enzovoort, kunnen worden verdeeld in drie groepen:

1. vermijding,
2. overgave,
3. overcompensatie.

Deze modi hebben je geholpen om overeind te blijven, om greep te krijgen op de situatie en een gevoel van controle te hebben. Omdat ze zo functioneel waren destijds, zijn ze vaak erg hardnekkig.

We geven hier voorbeelden van elk van de drie groepen copingmodi en wat je zou kunnen doen om ze te gaan veranderen.

1. Vermijding

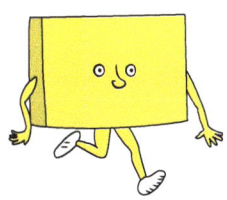

Voorbeeld Anette
Annette is een jonge vrouw van 24 jaar. Als kind was zij erg verlegen en angstig. Zij was een nakomertje in een gezin met drie oudere zussen. Het gezin waarin zij opgroeide, beschrijft zij als liefdevol, warm en heel veilig. Als jongste kreeg zij veel aandacht van haar ouders en zusjes. Als Annette het eng vond om alleen naar een winkel te gaan, dan ging haar moeder met haar mee. Als zij iets nieuws ging doen en daar tegenop zag, vroeg haar moeder of een van haar zusjes meeging, wat zij met liefde deden. Als Anette uit verlegenheid niet meteen een antwoord kon geven in gezelschap, gaf haar moeder voor haar antwoord. Annette doet nu vrijwel niets alleen. Ze durft dat niet.

Annette beschermt zichzelf door een vermijdende copingmodus in te zetten, de vermijdende beschermer:
- Gedachte = ik kan niets alleen, ik weet niet hoe ik me moet gedragen.
- Gevoel = ik voel me klein, angstig, onzeker.
- Gedrag = vermijding.

Annette wil haar vermijdende beschermer gaan veranderen. Wat kan helpen qua denken, gevoel en gedrag?

Behoefte
Er mogen zijn zoals ik ben, ook als ik stiller ben dan anderen. Mogen leren als ik niet meteen weet hoe iets gaat. Op eigen benen kunnen staan.

Concrete gebeurtenis
Naar winkels durven gaan.

Hulpgedachten
Ik kan bepaalde dingen niet alleen omdat ik dat nog niet heb geprobeerd. Ik weet dat ik bijvoorbeeld ook alleen naar de groep ben gegaan en dat heb ik ook gered. Ik ben ook een keer alleen naar een concert in het park gaan kijken. Dus het klopt niet dat ik niets alleen kan. Ik wil daar echt aan werken. Ik kan kleine stapjes nemen om te oefenen, door eerst in mijn eentje naar de supermarkt te gaan of naar een grote kledingzaak. Later kan ik dan in mijn eentje ook naar kleinere winkels gaan.

Helpende gevoelens
Ik kan me weer de situatie in de groep voorstellen waarin ik me veilig voelde om iets te zeggen. Ook al ging dat wat aarzelend, ik voelde dat het oké was. Dat kan ik me weer voor de geest halen. Als ik dat weer voor me zie, voel ik me meteen al minder angstig. Ik kan ook uit mijn positieve box het toegangsbiljet van het parkconcert in mijn zak meenemen, als reminder dat het me toen ook lukte.

Helpende gedragingen
Ik ga deze week in ieder geval twee keer naar de supermarkt in mijn eentje! Ik doe van tevoren een ontspanningsoefening met de verbeelding hierboven en lees mijn hulpgedachten door. Als het me twee keer is gelukt, mag ik van mezelf die oorbellen kopen.

2. Overcompensatie

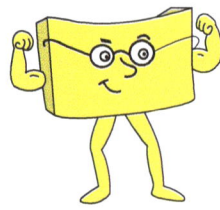

Voorbeeld John
John komt uit een familie waarin vrijwel iedereen gestudeerd heeft. Zijn vader is hoogleraar en zijn broers en zussen zijn allemaal naar de universiteit geweest. John is dyslectisch en heeft altijd moeite gehad met leren. Hij heeft een vak gekozen als grafisch ontwerper, want hij kon wel heel goed tekenen. Toch voelt hij zich altijd onzeker in zijn baan. Hij voelt zich altijd minder dan anderen. Als hij een opdracht heeft van zijn werk, kost hem dat veel meer uren dan ervoor staan. Hij werkt vaak ook 's nachts door aan zijn tekeningen, net zolang totdat hij het gevoel heeft dat er niets meer op aan te merken is.

John beschermt zichzelf door een overcompenserende copingmodus in te zetten, de perfectionistische overcontroleerder:
- Gedachten = als ik het goed nakijk, kan niemand er iets op aanmerken, vinden ze mij goed in mijn werk.
- Gevoel = gestrest voelen, gespannen, onrustig.
- Gedrag = zaken zo perfect mogelijk doen.

John wil zijn perfectionistische overcontroleerder gaan veranderen. Wat kan helpen qua denken, gevoel en gedrag?

Gewenste behoefte
Tevreden kunnen zijn met wat ik doe, kunnen ervaren dat ik mijn best doe en dat dit goed genoeg is.

Concrete gebeurtenis
Aan de volgende opdracht de uren besteden die ervoor staan.

Hulpgedachten
Ik krijg er maar zoveel uur voor, binnen die tijd ga ik doen wat ik kan. Ik weet van mezelf dat ik goed ideeën kan uitwerken in mijn ontwerpen, dat heeft mijn baas me vaak genoeg gezegd. Het is voor mijn creativiteit ook belangrijk om rust te hebben en leuke dingen tussendoor te gaan doen.

Helpende gevoelens
Terugdenken aan de goede-ouderboodschappen die we in de groep deden en weer horen: ik ben trots op wie je bent, je bent goed zoals je bent. Dat geeft mij weer het goede gevoel zoals ik dat in de groep had.

Helpende gedragingen
Me houden aan mijn planning. Met mijn vriendin afspreken dat we na mijn afgesproken uren werk samen iets leuks gaan doen.

3. Overgave

Voorbeeld Aicha
Aicha was het enige meisje en de oudste in een gezin met vijf broers. Haar ouders hadden het beiden heel druk met werk. Haar moeder was vaak heel moe en erg blij als Aicha had gekookt als ze thuiskwam. Haar vader was als hij thuis was nog steeds met zijn werk bezig en kon echt uitschieten en boos worden als er in het gezin iets niet goed ging, of als de kinderen te veel lawaai maakten. En dat leidde dan weer tot geruzie tussen haar ouders. Aicha voelde zich verantwoordelijk voor haar ouders en voor haar broertjes en probeerde het iedereen zo goed mogelijk naar de zin te maken om spanning te vermijden. Dat doet ze nu nog steeds. Ze is sterk op anderen gericht en staat steeds voor hen klaar.

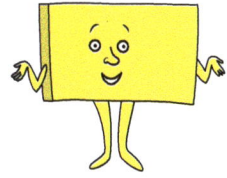

Aicha beschermt zichzelf door de copingmodus van overgave in te zetten, de pleaser:
- Gedachten = als ik goed doe wat nodig is, maak ik anderen blij en wordt niemand boos.
- Gevoel = opletten wat er nodig is, gespannen, alert.
- Gedrag = voor de ander zorgen.

Aicha wil haar pleaser gaan veranderen. Wat kan helpen qua denken, gevoel en gedrag?

Gewenste behoefte
Tijd voor mezelf mogen hebben, dingen doen die ik leuk vind.

Concrete gebeurtenis
Deze week eindelijk het boek gaan lezen dat ik lang geleden heb gekocht.

Hulpgedachten
Ik hoef niet altijd voor iedereen te zorgen. Mijn broers zijn allang volwassen en mijn ouders redden het ook prima zonder mij. Ik mag nu ook goed voor mezelf zorgen en leuke dingen doen.

Helpende gevoelens
Denken aan die keer dat ik mijn therapeut vertelde hoe druk ik het had en zij tegen mij zei: "Aicha, wat neem je toch veel op je schouders, je mag echt ruimte nemen voor jezelf." Dat voelde heel goed en ik wist ook dat ze gelijk had.

Helpende gedragingen
Ik ga woensdagmiddag vrij plannen voor mezelf. Ik ga tegen mijn ouders zeggen dat ik er dan niet ben en ga het voor mezelf gezellig maken op de bank, met mijn boek en een lekker kopje thee.

Sessie 14
Omgaan met modi: copingmodi

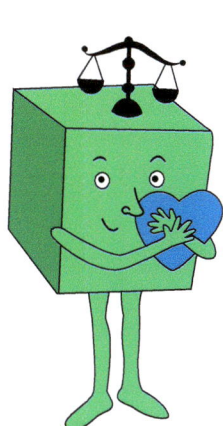

1. Herkennen

Naam van mijn copingmodus _____ en deze uit zich door:

Gedachten: _____

Gevoel: _____

Gedrag: _____

2. Veranderen

Mijn gewenste behoefte:

_____
_____
_____
_____
_____
_____
_____
_____

Mijn concrete doel hierbij:

_____
_____
_____
_____
_____
_____
_____
_____

Hulpgedachten:

_____
_____
_____
_____
_____
_____
_____
_____

Helpende gevoelens:

_____
_____
_____
_____
_____
_____
_____
_____

Helpende gedragingen:

_____
_____
_____
_____
_____
_____
_____
_____

Hulpgedachten:

3. Resultaat

Beschrijf hoe het is gegaan. Bedenk hierbij dat je aan het leren bent. Het hoeft niet ineens vlekkeloos te gaan, leren gaat met vallen en opstaan. Blijf oefenen!

_____

_____

_____

_____

_____

_____

_____

_____

Sessie 15
Bewustwording tweede fase: veeleisende-oudermodus

	Voorbeeld	Mijn ervaring
Gebeurtenis In welke situatie was je?	Het is mijn beurt om een uitje te organiseren.	
Bewustwording lichamelijk, gevoelens en gedachten?	Ik voel me overspoeld, gestrest, angstig, omdat ik denk dat het perfect moet zijn. Ik mag niets vergeten.	
Naam van mijn modus	Mijn veeleisende ouder gaat helemaal aan.	
Behoefte en gewenste actie	Ik moet dit stoppen en ik heb iemand nodig die zegt dat het zo goed is, goed genoeg.	
Vroegere ervaring (herinneringen uit je jeugd)	In mijn hoofd hoor ik mijn vader die zegt dat ik beter mijn best moet doen, dat ik niet zo kinderachtig moet doen, moet opgroeien.	
Goede-ouderboodschap en/of gezonde-volwasseneboodschap aan jezelf	Stop! Het is genoeg. Je doet het goed. Het is een uitje en dat hoort leuk te zijn. Je mag het zelf naar je zin hebben in plaats van perfect te moeten zijn. Perfect bestaat niet!	

Sessie 15
Bewustwording tweede fase: bestraffende-oudermodus

	Voorbeeld	Mijn ervaring
Gebeurtenis In welke situatie was je?	Ik ben voor de tweede keer gezakt voor mijn rijbewijs.	
Bewustwording lichamelijk, gevoelens en gedachten?	Ik schaam me en voel me schuldig. Ik vind mezelf echt een totale loser. Ik heb buikpijn en ik ben misselijk.	
Naam van mijn modus	Dit is weer mijn bestraffende kant die me onderuit haalt.	
Behoefte en gewenste actie	Iemand die *stop* zegt tegen mijn bestraffende modus. Ik schiet hier niets mee op en maak het alleen maar moeilijker voor de volgende keer.	
Vroegere ervaring (herinneringen uit je jeugd)	Er was veel competitie tussen mij en mijn broer en hij won vaak. Dat liet hij dan wel weten, ook door me steeds te vernederen.	
Goede-ouderboodschap en/of gezonde-volwasseneboodschap aan jezelf	Jammer dat het niet gelukt is. Ik was ook hartstikke nerveus. Het heeft echter niets met winnen of verliezen te maken. Ik ben goed zoals ik ben en ik ga gewoon door.	

Sessie 16
Omgaan met modi: veeleisende-oudermodus en bestraffende-oudermodus

Het kan je voor dit huiswerk helpen om de toelichting op de oudermodi nog eens te lezen (sessie 1, onderdeel 2.3.2).

De oudermodi zijn in het verleden ontstaan en ondermijnen je nu steeds. We maken onderscheid tussen de veeleisende- en de bestraffende-oudermodus en gebruiken als het passend is ook de term schuldinducerende ouder.

We geven hier eerst voorbeelden van twee oudermodi en laten zien wat je zou kunnen doen om ze te veranderen.

1. Veeleisende en schuldinducerende ouder

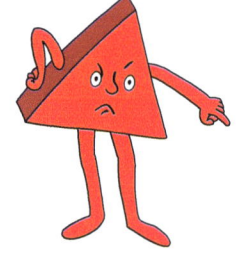

Voorbeeld Aicha
Aicha was het enige meisje en de oudste in een gezin met vijf broers. Haar ouders hadden het beiden heel druk met werk. Haar moeder was vaak heel moe en erg blij als Aicha had gekookt als ze thuiskwam. Haar vader was vaak ook in de avond nog bezig, deed dan de administratie van zijn eigen zaak. Hij kon snel uitvallen als er lawaai was. Aicha kookte vaak voor het gezin en deed altijd haar best om het heel erg lekker te maken. Als het dan thuis misging, dacht Aicha dat het haar schuld was en dat zij beter op had moeten letten en haar broertjes beter had moeten bezighouden, zodat zij geen lawaai maakten. Of dat zij beter haar best had moeten doen met het koken.
In het huidige leven vindt zij dat ze haar ouders nog dagelijks moet verzorgen en ook dat ze nog steeds voor haar broers moet zorgen door eten te gaan brengen en hun zaken te regelen.

Aicha ondermijnt zichzelf met de veeleisende en schuldinducerende ouder.
- Gedachten = je moet ze eten gaan brengen, je moet een betere dochter en zus zijn. Ze moeten trots op je zijn, daarvoor moet je minder met jezelf bezig zijn.
- Gevoel = je vaak schuldig voelen en egoïstisch, je onder druk voelen staan, benauwd, doodop zijn.
- Gedrag = blijven rennen.

Aicha wil de invloed van haar veeleisende en schuldinducerende ouder verminderen. Wat kan helpen qua denken, gevoel en gedrag?

Gewenste behoefte
Ruimte voor mezelf mogen voelen, voelen dat ik een eigen identiteit heb.

Concrete doel
Mezelf meer los maken van alle gevoelde verplichtingen.

Hulpgedachten
Ik wil er voor mijn familie zijn, maar niet ten koste van mezelf. Mijn broers kunnen voor zichzelf zorgen. Zij zijn al volwassen.

Helpende gevoelens
Het gevoel van vrijheid weer oproepen dat ik had tijdens mijn vakantie in Spanje. Ik was daar alleen met mijn vriendin. Ik genoot ervan om me zo zelfstandig te voelen zonder zorgen.

Helpende gedragingen
Met mijn ouders afspreken welke dagen ik ga komen in plaats van elke dag. Als mijn broers weer vragen om iets voor ze te regelen, zeggen dat het goed is als ze het zelf gaan doen. Zij zijn immers oud genoeg om dat zelf te gaan regelen.

2. Bestraffende ouder

Voorbeeld John

John komt uit een familie waarin vrijwel iedereen gestudeerd heeft. Zijn vader is hoogleraar en zijn broers en zussen zijn allemaal naar de universiteit geweest. Vroeger op de basisschool werd hij altijd gepest omdat hij door zijn dyslexie woorden verkeerd opschreef. Enkele klasgenootjes van de basisschool noemden hem altijd dombo. Hij weet nog heel goed dat een meester zei: "Nou, je hebt duidelijk niet het talent van je broertjes meegekregen, gymnasium zit er zeker niet in." John kon wel door de grond zakken toen. Door zijn tekentalent is hij later grafisch ontwerper geworden. Als hij een opdracht heeft van zijn werk is John nooit tevreden met wat hij doet.

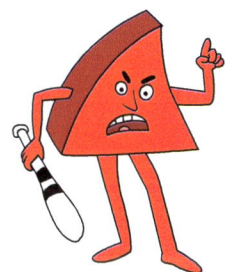

John ondermijnt zichzelf met de bestraffende ouder.
- Gedachten = het gaat nooit echt wat worden met jou. Je zult het nooit ver schoppen. Dombo!
- Gevoel = zich slap voelen, minderwaardig.
- Gedrag = nog harder gaan werken en het perfecter doen.

John wil de invloed van zijn bestraffende ouder verminderen. Wat kan helpen qua denken, gevoel en gedrag?

Gewenste behoefte
Oké vinden wat ik doe en me tevreden kunnen voelen over mijn werk.

Concrete doel
Op het werk oefenen met rustiger mijn werk doen en stilstaan bij mijn gevoel. Niet meer zo rennen.

Hulpgedachten
Ik hoef niet de beste te zijn. Ik doe mijn best en dat is genoeg.

Helpende gevoelens
De schoolfoto van mezelf als achtjarige goed bekijken. Dan zie ik dat gespannen koppie en herinner me weer hoe rot ik me voelde. Als dat jongetje mijn kind was, zou ik zeggen: "Lieve jongen, ik ben trots op jou zoals je bent. Je hoeft je niet te meten met anderen."

Helpende gedragingen
De nare boodschappen in een ballon blazen en die leeg laten lopen. Of de ballon kapot trappen en zeggen: "Rot op, je hoort niet meer in mijn leven!"

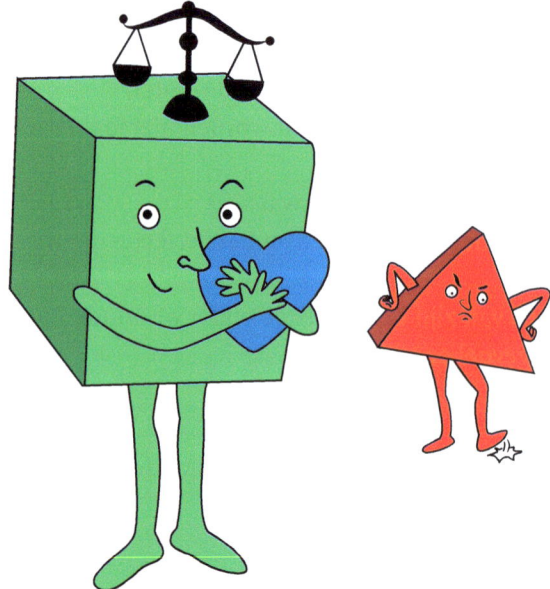

Sessie 16
Omgaan met modi: de veeleisende-oudermodus en de bestraffende-oudermodus

1. Herkennen

Naam van mijn oudermodus. _____

Deze uit zich door:

Gedachten: _____

Gevoel: _____

Gedrag: _____

2. Veranderen

Mijn gewenste behoefte:

_____
_____
_____
_____
_____
_____
_____

Mijn concrete doel hierbij:

_____
_____
_____
_____
_____
_____
_____

Hulpgedachten:

_____

_____

_____

_____

_____

Helpende gevoelens:

_____

_____

_____

_____

_____

_____

Helpende gedragingen:

_____

_____

_____

_____

_____

_____

3. Resultaat

Beschrijf hoe het is gegaan. Bedenk hierbij dat je aan het leren bent. Het hoeft niet ineens vlekkeloos te gaan. Leren gaat met vallen en opstaan. Blijf oefenen!

_____

_____

_____

_____

_____

Sessie 16
Hulpkaart oudermodus (voorbeeld)

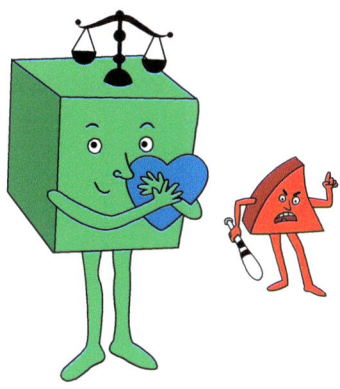

We geven eerst een voorbeeld. Als je hierna zelf je hulpkaart invult, maak deze dan zo dat de kaart bruikbaar is in meerdere situaties en je hem kunt inzetten als je oudermodus wordt geactiveerd.

Voorbeeld gebeurtenis: ik ben bezig met een verslag voor mijn werk. Het moet volgende week af zijn.

Mijn veeleisende- of bestraffende-oudermodus herken ik, want:

- ik voel me *opgejaagd, gespannen, bozig.*
- ik denk *dat ik harder moet, meer, sneller, beter.*
- ik doe *te weinig.*

Ik weet dat de oudermodus me niet helpt en ondermijnend is. Ik wil hem negeren, stopzetten of wegsturen. Dit kan ik doen door tegen mezelf te zeggen:

Oké, genoeg zo, stop met me zo op te jagen, ga weg.

Nu ik ruimte heb gemaakt, kan ik beter voelen wat mijn behoefte is. Waar ik behoefte aan heb, is:

ontspanning, even geen druk voelen, contact met mezelf hebben en met een ander om er even 'uit' te zijn.

Mijn goede-oudermodus kan dan zeggen:

Ik mag mijn voet wel even van het gaspedaal halen. Zo hard gaan, heeft ook geen zin en de lol is er dan ook van af. Het hoeft geen prestatie te worden. Het is geen wedstrijd met mezelf. Ik mag gewoon tijd nemen voor mezelf en hoef me daar niet rot over te voelen. Sterker nog, ik heb het nodig.

En wat ik nu het beste kan doen, is:

Stoppen met luisteren naar die kritische boodschappen en even iets anders gaan doen, zoals een stukje wandelen of even kletsen met iemand.

Sessie 16
Hulpkaart oudermodus

Mijn veeleisende- of bestraffende-oudermodus herken ik, want:

- ik voel _____
- ik denk _____
- ik doe _____

Ik weet dat de oudermodus me niet helpt en ondermijnend is. Ik wil hem negeren, stopzetten of wegsturen. Dit kan ik doen door tegen mezelf te zeggen:

_____
_____
_____
_____
_____
_____
_____

Nu ik ruimte heb gemaakt, kan ik beter voelen wat mijn behoefte is. Waar ik behoefte aan heb, is:

_____
_____
_____
_____
_____
_____
_____

Mijn goede-oudermodus kan dan zeggen:

_____

_____

_____

_____

_____

_____

_____

En wat ik nu het beste kan doen, is:

_____

_____

_____

_____

_____

_____

_____

_____

_____

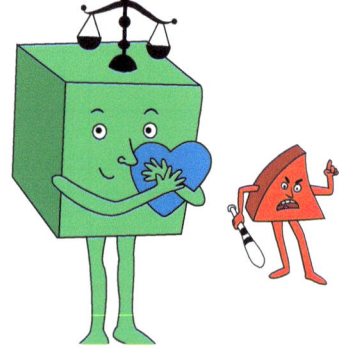

Sessie 17
Imaginaire rescripting

Zoals je inmiddels gewend bent, werken we veel met verbeeldingsoefeningen of imaginaties. Een belangrijk en waardevol instrument dat we hebben in schematherapie is *imaginaire rescripting*. Letterlijk betekent dit dat we in onze verbeelding gebeurtenissen gaan herschrijven. Het gaat dan om herinneringen aan gebeurtenissen uit het verleden die naar en pijnlijk zijn geweest en de basis vormen van je problemen nu. In deze vroegere gebeurtenissen komt het tekort in basisbehoeften naar voren. We gaan terug naar deze nare situaties om ze nu een andere afloop te geven. Daarmee veranderen we natuurlijk niet de gebeurtenis uit het verleden, maar het is wel mogelijk om de lading die aan de herinnering vastzit te veranderen en een nieuw script te maken dat beter aansluit bij je basisbehoeften. De oude boodschappen, die je als waar hebt aangenomen, kunnen veranderd worden in nieuwe boodschappen die beter bij je basisbehoeften passen.

Wat we onder imaginaire rescripting verstaan, zullen we verduidelijken met een voorbeeld. Daarna vragen we je zelf een nieuw script te schrijven als voorbereiding op de imaginaire rescripting die je in de groep zult doen.

Voorbeeld Irma
Achtergrond
Irma groeide op in een gezin met drie kinderen. Ze heeft een oudere zus en een jongere broer. Kort na de geboorte van Irma moest haar moeder langere tijd in het ziekenhuis doorbrengen. Irma werd van de ene plek naar de andere gebracht. De relatie tussen haar ouders was instabiel: er waren ruzies tussen hen die Irma zich nog kan herinneren. Haar ouders gingen uit elkaar toen Irma zeven jaar was en ze voelde zich heen en weer geslingerd tussen haar vader en moeder. Haar ouders waren daarbij druk met zichzelf. Daardoor was voor Irma haar vroege jeugd instabiel en onveilig: er was weinig aandacht voor haar. Daar kwam nog bij dat Irma op school werd gepest. Dit versterkte haar gevoel er alleen voor te staan.

Irma ontwikkelde zo de schema's Verlating/instabiliteit en Emotioneel tekort. Dat leidde ertoe dat Irma nu over zichzelf denkt dat ze toch niet krijgt wat ze nodig heeft en dat anderen er niet voor haar zijn. Als reactie hierop is zij zich steeds meer gaan terugtrekken (onthechte-beschermermodus) en gaat zij het contact met anderen zo veel mogelijk uit de weg (vermijdende beschermer). In het contact met anderen vertelt ze eigenlijk amper iets over wat haar bezighoudt. Meestal geeft ze de ander aandacht.

Kernherinnering
Een kernherinnering van Irma (ze was toen zes) is dat zij thuiskomt, nadat zij met een vriendinnetje en haar ouders naar het strand is geweest. Ze zijn schelpen gaan zoeken en Irma heeft een haaientand gevonden. Ze is supertrots en hartstikke blij en wil dit thuis delen met haar ouders. Als ze binnenkomt, hoort ze echter dat haar ouders woorden hebben. Haar moeder vraagt geprikkeld: "Waar kom jij nu vandaan?" En als Irma wil vertellen over haar dag, zegt haar moeder na haar eerste zin: "Oh ja, het strand, nou ga dan eerst maar snel douchen voordat het hele huis vol zand ligt." Irma gaat naar boven, ploft op haar bed en begint te huilen.

Nieuw script
Als Irma stilstaat bij haar eigenlijke behoefte, had ze aandacht willen krijgen en haar blijdschap willen delen. Een nieuw script, dat Irma tijdens de groep kan oefenen, kan er dan zo uitzien:

"Ik ben op het strand geweest en sta voor de deur van ons huis. Ik ga naar binnen en hoor mijn ouders op luide toon tegen elkaar praten. Ik ben blij met mijn vondst en wil dit graag met hen delen. Maar mijn moeder reageert heel kribbig en stuurt me weg. Op het moment dat ik naar boven wil gaan, hoor ik via de achterdeur mensen binnenkomen. Ik zie mijn groepsleden en mijn therapeuten. Ze komen naar me toe en troosten me. Een van de therapeuten spreekt mijn ouders aan en zegt duidelijk dat mijn ouders mij niet zien en dat ik aandacht verdien. Ik ga met de groep en de therapeuten de tuin in. Daar laat ik trots mijn haaientand zien en vertel hun wat ik van haaien weet. We drinken limonade en het is supergezellig."

Op deze manier kan Irma een nieuw beeld en een nieuwe ervaring maken die veel beter aansluiten bij haar behoeften. Door haar behoeften zo te leren kennen en vooral te ervaren, kan Irma voelen wat ze nodig heeft. De oude boodschap die Irma door de ervaringen had geleerd was: ik ben niet belangrijk; er is toch geen aandacht voor mij. De nieuwe boodschap die zij nu kan voelen is: ik mag aandacht hebben; ik ben de moeite waard. Ze kan nu meer op de kansen letten om iets te delen dan op voorhand contact af te wijzen.

De uitdaging die Irma meeneemt, is dat zij de komende tijd in de groep gaat oefenen met het delen van wat haar bezighoudt, zodat de nieuwe boodschap ook gevoed wordt door nieuwe corrigerende ervaringen en zij hiermee goed voor haar behoeften kan zorgen.

Opdracht: herschrijven van een herinnering

Beschrijf nu zelf een herinnering en maak een nieuw script. Dit kunnen we dan ook in de groep oefenen, dus geef de groep en de therapeuten ook een plek in je nieuwe script. In de groepssessie (of eerst met een individuele therapeut) bespreken we dit dan en kun je met behulp van imaginaire rescripting voelen of het nieuwe script aansluit bij je behoefte.

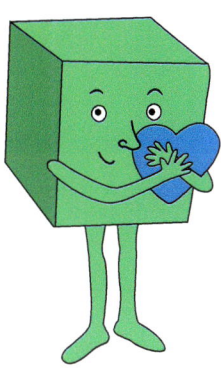

Kernherinnering

Hoe oud ben je?

Waar ben je?

Wie zijn er nog meer?

Wat zie je? Wat gebeurt er?

Wat voel je?

Wat vind je ervan?

Nieuwe script
Waar ben je?

Wat zie je? Wat gebeurt er?

Wat moet er gebeuren? Zet het beeld stop voordat het ergste gebeurt, je hoeft niet alles opnieuw te beleven.

Wat heb je nodig?

Wat wil je dat wij doen?

Hoe sluiten we af?

Sessie 17
Bewustwording tweede fase: kwetsbare-kindmodus

	Voorbeeld	Mijn ervaring
Gebeurtenis In welke situatie was je?	Ik was ziek en kon niet naar het feestje van mijn vriendin.	
Bewustwording lichamelijk, gevoelens en gedachten?	Ik voelde me al ziek en toen ook nog verdrietig en alleen.	
Naam van mijn modus	Dit was duidelijk mijn kwetsbare-kindmodus, verdrietige Sandra.	
Behoefte	Om me niet zo alleen te voelen.	
Vroegere ervaring (herinneringen uit je jeugd)	Ik herken dit van vroeger. Iedereen was buiten aan het spelen en ik mocht niet, omdat mijn moeder me in haar buurt wilde houden.	
Goede-ouderboodschap en/of gezonde- volwasseneboodschap aan jezelf	Ik heb het nodig om in contact te zijn met anderen en natuurlijk is het dan verdrietig dat ik niet kon gaan. Ik heb wel de volgende dag gebeld en uitgebreid met mijn vriendin gesproken.	

Sessie 17
Bewustwording tweede fase: boze-kindmodus en ongedisciplineerde-kindmodus

	Voorbeeld	Mijn ervaring
Gebeurtenis In welke situatie was je?	Ik probeerde opnieuw met mijn vader over mijn depressie te praten. Hij toonde geen interesse.	
Bewustwording lichamelijk, gevoelens en gedachten?	Ik dacht: ik ga hem nooit meer iets vertellen over mezelf. Ik voelde me echt kwaad en had moeite mijn lijf rustig te houden.	
Naam van mijn modus	Boze-kindmodus	
Behoefte	Dat ik gehoord word en dat hij me begrijpt.	
Vroegere ervaring (herinneringen uit je jeugd)	Mijn vader is er vaak niet voor me geweest. Ik heb zo vaak op zijn aandacht gehoopt. Zie mezelf nog zo in de kamer zitten, vragend en hulpeloos.	
Goede-ouderboodschap en/of gezonde-volwasseneboodschap aan jezelf	Het is goed te begrijpen dat ik boos ben. Het is normaal om gehoord te willen worden. Het is pijnlijk. Mijn goede ouder wil er wel voor me zijn.	

Sessie 17
Bewustwording tweede fase: vrije-kindmodus

	Voorbeeld	Mijn ervaring
Gebeurtenis In welke situatie was je?	Het is lekker weer en mijn vriendin belde net om iets te gaan drinken.	
Bewustwording lichamelijk, gevoelens en gedachten?	Ik ben blij en heb echt zin er even uit te zijn. Gezellig.	
Naam van mijn modus	Ik voel nu echt mijn vrije kind.	
Behoefte	Lekker ontspannen en genieten. Beetje bijkletsen en lol maken.	
Vroegere ervaring (herinneringen uit je jeugd)	Ik voelde me vaak alleen en wist nooit goed wie mijn vriendinnen waren.	
Goede-ouderboodschap en/of gezonde-volwasseneboodschap aan jezelf	Fijn dat ik nu een paar goede vriendinnen heb en dat we het zo gezellig kunnen hebben. Fijn om te kunnen genieten.	

Sessie 18
Hulpkaart kwetsbare-kindmodus (voorbeeld)

We geven eerst een voorbeeld. Als je hierna zelf je hulpkaart invult, doe dat dan zo dat de kaart bruikbaar is in meerdere situaties en dat je hem kunt inzetten als je kwetsbare-kindmodus wordt geactiveerd.

Voorbeeldgebeurtenis: mijn vriendin heeft net onze afspraak voor morgen afgezegd.

Mijn kwetsbare-kindmodus herken ik, want:

- ik voel me alleen en verdrietig.
- Ik denk dat er niemand is die om me geeft.
- Ik doe niets, ik trek me terug op mijn kamer.

Ik weet dat als ik in mijn kwetsbare-kindmodus kom er oude pijn geraakt is. Waar ik dan behoefte aan heb is:

me de moeite waard te voelen, het gevoel te hebben dat ik ertoe doe, dat ook ik belangrijk ben.

Mijn goede-oudermodus kan dan zeggen:

Ik mag verdrietig zijn om mijn verleden en mijn behoeften mogen er ook zijn. Ik wil ertoe doen en vind mezelf wel oké. En de afzegging heeft misschien niet met mij te maken. Ik weet dat er mensen zijn die om me geven.

En wat ik nu het beste kan doen, is:

lief zijn voor mezelf en ruimte maken om te voelen. Ik kan daar een tekening van maken. Ik kan ook mijn beste vriend bellen en vertellen hoe ik me nu voel.

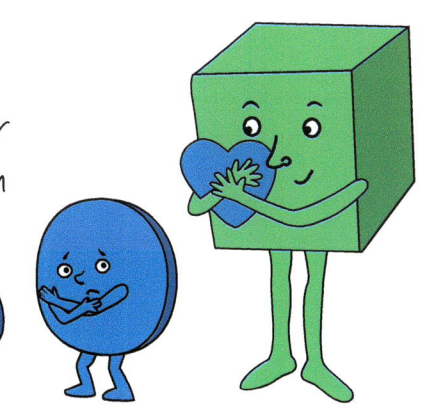

Sessie 18
Hulpkaart kwetsbare-kindmodus

Mijn kwetsbare-kindmodus herken ik, want:

- ik voel _____

- ik denk _____

- ik doe _____

Ik weet dat als ik in mijn kwetsbare-kindmodus kom er oude pijn geraakt is. Waar ik dan behoefte aan heb is:

_____
_____
_____
_____

Mijn goede-oudermodus kan dan zeggen:

_____
_____
_____
_____

En wat ik nu het beste kan doen, is:

_____
_____
_____
_____

Sessie 18
Hulpkaart boze-kindmodus (voorbeeld)

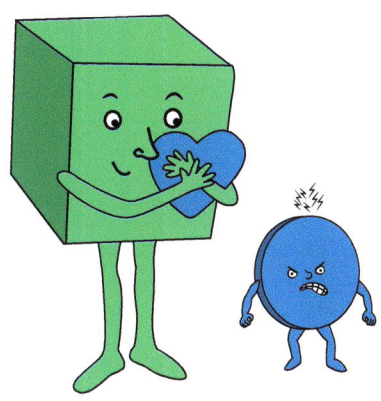

We geven eerst een voorbeeld. Als je hierna zelf je hulpkaart invult, doe dat dan zo dat de kaart bruikbaar is in meerdere situaties en dat je hem kunt inzetten als je boze-kindmodus wordt geactiveerd.

Voorbeeldgebeurtenis: mijn collega kapte mij af terwijl ik een voor mij heel belangrijk punt noemde.
Mijn boze-kindmodus herken ik, want:

- ik voel me ontzettend boos!

- ik denk dat ik kan ontploffen.

- ik doe ik loop te ijsberen.

Ik word zo boos als:

de ander me helemaal niet serieus neemt en niet eens moeite doet om te luisteren.

Dat heeft te maken met mijn vroegere ervaringen, toen:

ik altijd de schuld kreeg als ik ruzie had met mijn zus en zij een wit voetje haalde bij mijn vader.

Waar ik eigenlijk behoefte aan heb, is:

dat ik een keertje echt gehoord word, dat ik mijn verhaal mag doen en dat er geluisterd wordt.

Mijn goede-oudermodus kan dan zeggen:

dat ik het heel goed begrijp dat ik boos ben, juist omdat het zo'n herhaling is. Maar dat het dus ook gaat over mijn oude pijn. Toen kwam ik ook echt tekort. Het is wel goed om te kijken of dit nu ook hetzelfde is.

En wat ik nu het beste kan doen, is:

eerst even wat afkoelen en voor mezelf zorgen. Dan wil ik kijken hoe ik nu wel gehoord kan worden of in ieder geval op assertieve wijze kan zeggen dat ik me niet goed gehoord voel.

Sessie 18
Hulpkaart boze-kindmodus

Mijn boze-kindmodus herken ik, want:

- ik voel _____
- ik denk _____
- ik doe _____

Ik word zo boos als:

_____
_____
_____
_____
_____
_____
_____
_____

Dat heeft te maken met mijn vroegere ervaringen, toen:

_____
_____
_____
_____
_____
_____
_____

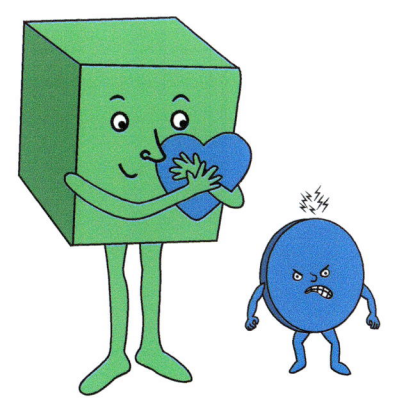

Waar ik eigenlijk behoefte aan heb, is:

Mijn goede-oudermodus kan dan zeggen:

En wat ik nu het beste kan doen, is:

Sessie 18
Hulpkaart ongedisciplineerde-kindmodus (voorbeeld)

We geven eerst een voorbeeld. Als je hierna zelf je hulpkaart invult, doe dat dan zo dat de kaart bruikbaar is in meerdere situaties en dat je hem kunt inzetten als je ongedisciplineerde-kindmodus wordt geactiveerd.

Voorbeeldgebeurtenis: ik moet eigenlijk mijn huiswerk voor de groep doen, maar ik stel het steeds uit.

Mijn ongedisciplineerde-kindmodus herken ik, want:

- ik voel onrust, me een beetje uitgelaten.
- ik denk ik heb geen zin, nu even niet.
- Ik doe van alles om mezelf af te leiden.

Ik weet dat mijn ongedisciplineerde-kindmodus actief wordt als:

ik eigenlijk vind dat ik iets moet doen. Ik weet nooit zo goed of ik dan te veeleisend ben of dat het gewoon normaal is dat ik iets moet doen. Maar, één ding weet ik dan wel: ik heb er geen zin in!

De nadelen van mijn ongedisciplineerde-kindmodus zijn dat:

ik het huiswerk vooruitschuif en de druk steeds groter wordt. Ook dat ik me uiteindelijk vaak ontevreden en een beetje leeg voel. In de groep baal ik er dan van dat ik niet mee kan doen.

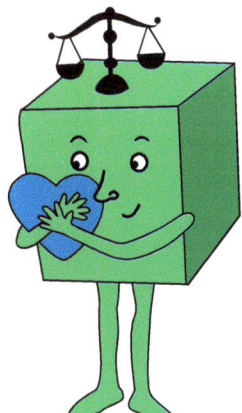
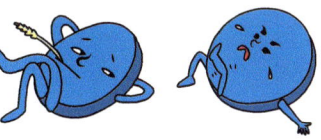

Mijn goede-oudermodus kan dan tegen mijn ongedisciplineerde kind zeggen dat:

het niet zo gek is dat ik opzie tegen het huiswerk omdat het me stil laat staan bij mezelf en dat vind ik moeilijk. En ik vind gamen leuker. Maar als ik verder wil komen, weet ik dat het goed is om er wel tijd voor te maken. Als ik goed voor mezelf wil zorgen, betekent dit ook dat ik soms dingen moet gaan doen die moeilijk zijn of saai, Dan helpt het om structuur aan te brengen en met mezelf afspraken te maken dit te doen.

En wat ik nu het beste kan doen, is:

iets kiezen om wel op te pakken, niet alles, maar één ding eruit halen. Of een bepaalde tijdsduur kiezen die ik aan het huiswerk ga besteden.

Sessie 18
Hulpkaart ongedisciplineerde-kindmodus

Mijn ongedisciplineerde-kindmodus herken ik, want:

- ik voel _____
- ik denk _____
- ik doe _____

Ik weet dat mijn ongedisciplineerde-kindmodus actief wordt als:

_____
_____
_____
_____
_____
_____
_____

De nadelen van mijn ongedisciplineerde-kindmodus zijn dat:

_____
_____
_____
_____
_____
_____
_____

Mijn goede-oudermodus kan dan tegen mijn ongedisciplineerde kind zeggen dat:

___

En wat ik nu het beste kan doen, is:

___

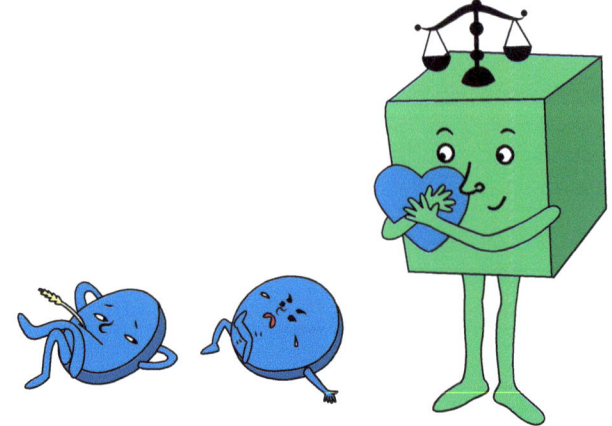

Sessie 18
De vrije-kindmodus de ruimte geven

Je hebt ervaren dat we elke sessie afsluiten met een vrije-kindmomentje. Voor ieder mens is het belangrijk zulke momenten te hebben. Ze gaan goed samen met de gezonde-volwassenemodus en vormen zo een goede basis om prettiger in het leven te staan.

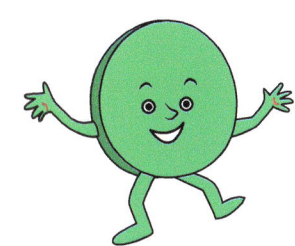

Als je vrije-kindmodus niet veel ruimte heeft gehad in je leven, is het belangrijk om het vrije kind in je vanaf nu ruimte te geven. Kijk nog even terug naar sessie 1 onderdeel 2.3.4, waar je al iets over je vrije-kindmodus hebt opgeschreven.

Ruimte maken kan in het begin best lastig zijn, omdat je het niet gewend bent, of omdat allerlei kritische boodschappen je hierin belemmeren, zoals:
- die van de veeleisende ouder: ga eens wat nuttigs doen met je leven, zo bereik je nooit iets;
- of die van de bestraffende ouder: luiwammes, je bent het niet waard om te mogen genieten of blij te zijn.

Om deze modi niet de macht over je vrije kind te geven is het echt belangrijk momenten voor jezelf in te plannen waarin je dingen uitprobeert en kunt genieten.

Wat helpt om zover te komen, is eerst een *mindset* creëren waarin je het gevoel van genieten de ruimte geeft. Het is belangrijk dat je voor dit huiswerk echt de tijd neemt.

Opdracht
Ga zitten op een favoriet plekje, maak het jezelf gemakkelijk, trek kleren aan die je lekker vindt zitten, pak iets te drinken en neem daar iets lekkers bij, zet je favoriete achtergrondmuziekje op of laat het lekker stil als je dat fijn vindt.

Vind je een bepaald geurtje lekker? Zet dat dan bij je. Doe een ademhalingsoefening zoals je geleerd hebt bij de EHBO-oefeningen. Scheur uit oude tijdschriften de plaatjes die jou aanspreken, die jij mooi, leuk of spannend vindt. Plak ze op een groot vel stevig papier of karton.

Dit is jouw *moodboard* voor je vrije kind.

1. Schrijf jouw top 3 op van eerdere vrije-kindmomenten.

   a. _____

   b. _____

   c. _____

2. Is er een rode draad in deze situaties (zoals lachen, verbondenheid, rust, je lichaam voelen)?

   _____
   _____
   _____
   _____
   _____
   _____

3. Wat voor activiteiten passen bij deze rode draad?

   _____
   _____
   _____
   _____
   _____
   _____

4. Schrijf tien punten op die jou blij maken en waarvan je (kon) geniet(en).

   1. _____
   2. _____
   3. _____
   4. _____
   5. _____
   6. _____
   7. _____
   8. _____
   9. _____
   10. _____

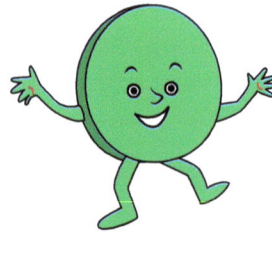

5. Maak deze zinnen af:
   - Als ik tijd zou hebben, zou ik heel graag _____
   _____
   - Als ik zou durven, zou ik heel graag _____
   _____

6. Misschien ken je deze spreuk van Loesje: "Wanneer heb je voor het laatst iets voor het eerst gedaan?"

   Kun je jezelf uitdagen eens iets anders te doen dan je normaal doet? Probeer eens iets nieuws, zoals:
   - een heel nieuw gerecht bestellen dat je niet kent of dat pittiger is dan je normaal neemt;
   - iets doen wat je vroeger als kind leuk vond, maar nu nooit meer doet, zoals bellenblazen, belletje trekken, een waterpistolenwedstrijd met je vriendin, met drie ballen proberen te jongleren, huppelen …;
   - iets normaals anders maken, zoals voor het avondeten je huis inrichten alsof het een restaurant is, de tafel mooi dekken, kaarsen neerzetten enzovoort;
   - een date bedenken waarin je iets nieuws gaat doen;
   - een cadeautje kopen voor jezelf en in de winkel feestelijk laten inpakken;
   - jezelf een opkikkerkaartje sturen.

   Bedenk zelf iets:

   - _____
   - _____
   - _____

7. Neem de eerdere vragen en antwoorden nog eens door en schrijf op wat je deze week gaat doen. Schrijf bij voorkeur dingen op die je dagelijks kunt doen. Maak het niet te groot: je hoeft heus niet elke dag naar een pretpark te gaan.

   a. _____

   b. _____

   c. _____

   d. _____

   e. _____

8. Maak een foto van de dingen die je bij vraag 7 hebt ingevuld en die je wilt gaan doen, of pak iets wat er symbool voor staat en stop dit in je *positieve box*. Neem de box mee naar de volgende sessie en neem ook je *moodboard* mee.

Sessie 19
Goed zorgen voor je kwetsbare-kindmodus

Inmiddels heb je meer zicht gekregen op de verschillende modi die bij jou spelen. Het doel van schematherapie is zover te komen, dat belemmerende modi verminderd of bestreden worden, zodat je uiteindelijk goed voor je kwetsbare-kindmodus kunt zorgen.

Opdracht
Schrijf op wat de voornaamste boodschappen zijn die jij vaak hoort van de veeleisende of bestraffende ouder.

_____
_____
_____
_____

Als je deze boodschappen hoort, hoe is dit dan voor je kwetsbare kind? Als het lastig is jezelf als klein kind voor je te zien, stel je dan voor dat je dit tegen je eigen kind, je buurmeisje of tegen je kleine neefje of nichtje zegt en zie voor je wat het effect hiervan is.

_____
_____
_____
_____

Wat zou je gezien de reactie van het kleine kind willen doen voor haar of hem? Bijvoorbeeld een knuffel geven, goed luisteren, iets leuks gaan doen.

_____
_____
_____
_____

Wat wil jij horen? Neem een fotootje van jezelf als kind erbij dat kenmerkend is voor jouw kwetsbare-kindmodus en stel je voor dat je hiertegen praat.

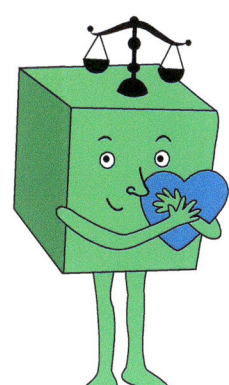

_____
_____
_____
_____

Kijk weer even terug naar sessie 8, Basisbehoeften. Schrijf hier de antwoorden die je daar op de eerste vraag gaf nog eens op. De basisbehoeften die voor mij een belangrijke rol spelen, zijn:

1. _____
   _____

2. _____
   _____

Wat voor ervaringen heeft iemand nodig om aan deze behoeften te voldoen?

_____
_____
_____
_____

Wat heb jij nu nodig om te horen waardoor je durft dit soort situaties aan te gaan? Bijvoorbeeld: ik weet dat je het kunt, ik help je erbij, je bent nu niet alleen, ik geloof in jou.

_____
_____
_____
_____

Schrijf deze aanmoedigingen op een kaartje en hang het op een plaats waar je het dagelijks kunt zien en lezen (het heeft tijd en veel herhaling nodig voordat je deze boodschap echt gaat voelen).

Sessie 19
Mijn modi-overzicht (voorbeeld)

Modus	Bewustwording: hoe ziet deze modus eruit (gedachten, gevoel, gedrag)?	Wat heb ik nodig?	Wat me helpt als ik in deze modus ben, is …	Mijn goede ouder kan tegen me zeggen …
Copingmodi	Me niet rot willen voelen; dan ga ik drinken. En als ik dat maar doe, voel ik niet zoveel meer.	Troost op een andere manier. Iemand die met me meeleeft en mij opbeurt.	Mijn vriendin bellen en vertellen wat er op het werk is gebeurd. Haar mening vragen.	Lieve meid: drinken helpt wel even, maar je weet dat je daarna weer nog rotter gaat voelen. Dus bel liever je vriendin, dat helpt je.
Oudermodi	Loser. Het zal nooit wat worden met jou. Ik word dan ook boos op mezelf dat ik weer zo onhandig heb gedaan en loop dan te vloeken in mezelf en moet dan beter mijn best doen en langer doorwerken.	Een 'fabrieksfluit', een stop voor mezelf om niet oneindig door te gaan met werken.	Al die rotopmerkingen in de ballon te blazen en opzij te leggen. En te gaan zien dat die vanzelf kleiner wordt of hem lekker kapot te trappen.	Stop met al die rotopmerkingen, dat is een herhaling van wat pa altijd zei. Je doet je best en dat is goed genoeg!
Boze of ongedisciplineerde kind	Ik ben eigenlijk niet zo vaak boos, wel geïrriteerd als mensen mij niet begrijpen, terwijl ik denk dat ze me wel zouden moeten kennen. Dan word ik rood en kom ik niet goed uit mijn woorden.	Dat iemand tijd neemt om te horen wat er is. Iemand die luistert.	Kijken wat me zo raakte. Vaak is het iets wat vroeger ook wel gebeurde.	Ik snap best waarom je geïrriteerd bent, vertel het maar.
Kwetsbare kind	Ik kan het niet. Ik ben stom. Iedereen heeft een hekel aan mij. Ik voel me onzeker en gespannen. Meestal trek ik me dan terug/word ik dan onzichtbaar.	Iemand die mij uit mijn isolement haalt, die bijvoorbeeld vraagt of ik mee ga lunchen en die aardig doet. Dat ik niet zo negatief over mezelf denk.	Het modidagboek gebruiken. Gaan schrijven.	Je bent goed zoals je bent en een leuk mens. Dat vindt je vriendin ook. Niemand is perfect. Natuurlijk moet je dingen nog leren als je ze nooit hebt gedaan.

Sessie 19
Mijn modi-overzicht

Modus	Bewustwording: hoe ziet deze modus eruit (gedachten, gevoel, gedrag)?	Wat heb ik nodig?	Wat me helpt als ik in deze modus ben, is ...	Mijn goede ouder kan tegen me zeggen ...
Copingmodi				
Oudermodi				
Boze of ongedisciplineerde kind				
Kwetsbare kind				

Sessie 20
Voorbereiding warme douche

Voor de ander
Schrijf voor elk groepslid en voor jezelf wat tops en tips op. Schrijf kort iets over wat je positief vindt aan de ander of wat je in hem of haar waardeert, en ook wat je iemand toewenst of als aandachtspunt wilt meegeven.

(Houd bij deze opdracht vooral de perfectionist in toom. Het gaat er niet om dat je een perfecte boodschap schrijft, of dat het niet kort mag, of dat het op een perfecte kaart moet. Het gaat om wat als eerste associatie bij jou opkomt voor jouw groepsgenoten en voor jezelf gezien door de ogen van de goede ouder. Je schrijft vanuit dezelfde intentie als een goede vriendin zou doen en daarbij is alles dus oké!)

Tops (voorbeeldvragen die je mogelijk hierbij helpen)
- Wat heb je ervaren als een positieve ontwikkeling bij je groepsgenoot?
- Wat vind je een positieve, mooie of sterke kant van je groepsgenoot, wat waardeer je in de ander?

Tips (voorbeeldvragen die je mogelijk hierbij helpen)
- Wat zou je de ander nog meer gunnen, wat zou je groepsgenoot naar jouw idee nog verder kunnen ontwikkelen?
- Wat denk je dat die ander zou kunnen gebruiken in de volgende fase?
- Wat zou je als aanmoediging willen meegeven?

Voorbeeld

Beste Anneke,

Ik ken je nog niet zo goed, maar ik vind het knap dat je zo open over je gevoelens durft te zijn. Daarin ben je een voorbeeld voor mij. Fijn dat je mijn buddy was die eerste keer, je gaf mij een welkom gevoel. Ik gun het je dat je nog beter wordt in het voor jezelf opkomen bij je familie, want je bent het echt waard dat je serieus genomen wordt. Veel succes voor de komende tien keer.

Groet, Eva

Voor jezelf

Schrijf ook een kaartje aan jezelf in de je-vorm. Schrijf daarop wat je goed vindt van jezelf de afgelopen weken, waarop je trots bent of waarover je tevreden bent. Schrijf naar jezelf zoals je naar een goede vriendin zou doen: erkennend, stimulerend en bemoedigend. Schrijf op het kaartje ook wat je jezelf de komende fase nog verder gunt of wat je verder wilt ontwikkelen.

Tops

- Wat heb je ervaren als een positieve ontwikkeling bij jezelf?
- Wat vind je een goede of mooie kant van jezelf, wat waardeer je van jezelf in deze afgelopen tien keer?

Tips

- Wat zou je jezelf nog meer gunnen, wat zou je nog verder kunnen ontwikkelen?
- Wat denk je dat je zou kunnen gebruiken in de volgende fase?
- Wat zou je jezelf als aanmoediging willen meegeven?

Voorbeeld

Lieve Joshua

Ik vind het knap dat je alle keren naar de groep bent gekomen, ondanks je spanningen vooraf. Dat geeft aan dat je echt wilt veranderen. Wees mild voor jezelf, verandering gaat in stapjes en daar ben je nu goed mee bezig! Die straffende kant van jou mag wel een toontje lager zingen, want daar heb je alleen maar last van. En je mag de komende tijd nog iets meer ruimte nemen om dingen te bespreken die je lastig vindt, zoals je onzekerheid als je bij je vrienden bent. Durf hier in de groep de komende tijd aandacht voor te vragen, want dit is juist een belangrijk punt voor jou. Vroeger was er geen ruimte voor je en moest je altijd voor anderen zorgen. Nu heb je leren zien dat je er mag zijn zoals je bent en dat je het waard bent om goed voor jezelf te zorgen en voor jezelf op te komen. Ga zo door, ik ben trots op hoe je bezig bent.

Sessie 20
Taartdiagram: verdeling van mijn modi

Hoe is de verdeling van jouw modi op dit moment als je het zou tekenen?

Teken je modusverhoudingen van de laatste tijd: teken lijnen om zo de geschatte grootte van je zes modi (of delen van jezelf) weer te geven als taartpunten.

1. copingmodi
2. oudermodi
3. kwetsbare kind
4. boze kind/ongedisciplineerde kind
5. gezonde volwassene/goede ouder
6. vrije kind

Fase 3

Sessie 21
Doelen van sessie 21 tot en met 30

	Wat heb je al bereikt met deze modus? Welke positieve veranderingen merk je?	Welke problemen ondervind je in of met deze modus?	Welk doel streef je na de komende periode?	Welk acties in gedrag kun je alvast daarvoor bedenken?
Copingmodus				
Veeleisende ouder				
Bestraffende ouder				
Boze en ongedisciplineerde kind				
Kwetsbare kind				
Vrije kind				
Gezonde volwassene				

Sessie 22
Begrijpen en ingrijpen (voorbeeld)

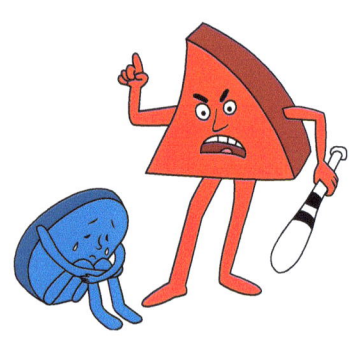

Over welke modus gaat het?	Kwetsbare kind
Wat was de trigger van de modus?	Mijn leidinggevende zei dat ik iets verkeerd had gedaan en gaf mij feedback hoe ik het anders zou kunnen doen.
Aanwijzingen dat er een modusreactie aan de gang is: – lichamelijk, – gevoelsmatig, – gedachten.	Alsof ik een stomp in mijn buik heb gehad, neiging om in elkaar te zakken. Gespannen, onzeker, waardeloos. Ik kan het niet, ik ben een loser.
Voelt de gedachte die je hebt aan als heftiger dan bij de hier-en-nu-situatie past? Hoe dan?	Ja! Ik had het verteld aan mijn goede vriendin en die zei: "Wat reageer je daar extreem op. Volgens mij bedoelt diegene dat helemaal niet kwaad."
Weet je ook waarom (oorsprong in je jeugd)?	Ja, mijn vader zei altijd bij alles wat ik deed: "Het zal niets worden met je, je doet het weer helemaal verkeerd!"
Wat is het niet-helpende gedrag dat je gewoonlijk vertoonde in dit soort situaties?	Niets meer zeggen, proberen niets te laten merken. Dan op de wc huilen en zo snel mogelijk naar huis gaan. En thuis gaan drinken.
Wat voor behoefte heb je nu?	Dat die klotestem van mijn vader mijn leven niet steeds verstiert. En behoefte aan troost en aanmoediging.
Wat kunnen je goede ouder en gezonde volwassene tegen je zeggen?	Je baas zegt helemaal niet dat je niets kunt. Hij zei ook nog dat hij het andere stuk heel goed vond! Dat hij aanmerkingen had op een alinea, wil niet zeggen dat je waardeloos bent. Hij is niet je vader, maar ik snap best dat je even van slag was, want het raakte een gevoelige snaar door vroeger. Maar je mag trots zijn dat hij je een compliment gaf over dat eerste stuk. En fouten maken mag: niemand is perfect!
Wat ga je nu doen?	Ik neem de feedback van mijn baas serieus en kijk waarmee ik het eens ben en waarmee niet. Dit bespreek ik met hem.

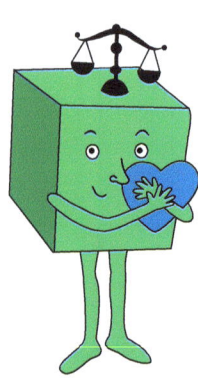

Sessie 22
Begrijpen en ingrijpen

Over welke modus gaat het?	
Wat was de trigger van de modus?	
Aanwijzingen dat er een modusreactie aan de gang is: – lichamelijk, – gevoelsmatig, – gedachten.	
Voelt de gedachte die je hebt aan als heftiger dan bij de hier-en-nu-situatie past? Hoe dan?	
Weet je ook waarom (oorsprong in je jeugd)?	
Wat is het niet-helpende gedrag dat je gewoonlijk vertoonde in dit soort situaties?	
Wat voor behoefte heb je nu?	
Wat kunnen je goede ouder en gezonde volwassene tegen je zeggen?	
Wat ga je nu doen?	

Sessie 23
Probleemaanpak

Beschrijf het probleem waar je aan wilt werken	
Welke behoefte ligt hieronder?	
Hoe speelt mijn kwetsbare kind een rol?	
Is er een andere kindmodus actief? Hoe?	
Wordt je gedrag beïnvloed door copingmodi?	

Is er een oudermodus actief?	
Hoe los je dit probleem meestal op? En wat is dan het resultaat?	

Stappen tot verandering

Welke stap zet je zelf?	
Hoe kan de groep je helpen?	
Hoe kunnen de therapeuten je helpen?	

Sessie 24
Mijn modi-overzicht

Modus	Bewustwording: hoe ziet deze modus eruit (gedachten, gevoel, gedrag)?	Wat heb ik nodig?	Wat me helpt als ik in deze modus ben, is …	Mijn goede ouder kan tegen me zeggen …
Copingmodi				
Oudermodi				
Boze of ongedisciplineerde kind				
Kwetsbare kind				

Sessie 24
Begrijpen en ingrijpen

Over welke modus gaat het?	
Wat was de trigger van de modus?	
Aanwijzingen dat er een modusreactie aan de gang is: – lichamelijk, – gevoelsmatig, – gedachten.	
Voelt de gedachte die je hebt aan als heftiger dan bij de hier-en-nu-situatie past? Hoe dan?	
Weet je ook waarom (oorsprong in je jeugd)?	
Wat is het niet-helpende gedrag dat je gewoonlijk vertoonde in dit soort situaties?	
Wat voor behoefte heb je nu?	
Wat kunnen je goede ouder en je gezonde volwassene tegen je zeggen?	
Wat ga je nu doen?	

Sessie 25
Uitdagen van oudermodi

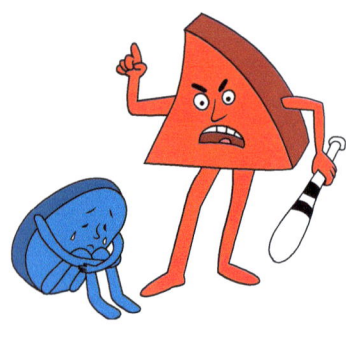

Je weet inmiddels hoe ondermijnend de veeleisende- en de bestraffende-oudermodus kunnen zijn. Deze modi stammen uit je verleden en gaan vaak al erg lang mee. Ze zijn echter destructief en leveren niets op. Het beste kun je deze kanten dan ook stopzetten, negeren of wegsturen. Dit is echter niet altijd even gemakkelijk. De 'stemmen' van de oudermodi laten zich vaak snel horen en gaan dikwijls automatisch. En soms blijven ze maar doorgaan, als een grammofoonplaat waarbij de naald blijft hangen. Vaak zijn de ouderboodschappen erg zwart-wit, zonder nuance. Je herkent dat aan woorden als 'altijd' en 'nooit', of 'je bent zus of zo'. Ook 'als ..., dan ...' komt vaak terug in de woorden van de oudermodi.

Omdat ze zich zo automatisch inschakelen, heb je tegengif nodig om niet zo geleid te worden door je oudermodi. Met de volgende oefening verzamel je tegengif op cognitief gebied, dus met je gedachten.

Opdracht

1. Sta nog eens stil bij wat je oudermodus precies tegen je zegt en schrijf dat op. (Voorbeelden: dat is echt niet goed genoeg; stel je niet aan; je bent dom.)

   _____
   _____
   _____
   _____
   _____

2. Oké, neem deze boodschap eens serieus! Waarom is het waar?

   _____
   _____
   _____
   _____
   _____

3. Hoe voelt dat, als deze boodschap om bovenstaande reden waar is?

   _____
   _____
   _____
   _____
   _____

4. Stel je nu voor dat je dezelfde boodschap, dus de zin die je bij vraag 1 opschreef, tegen je beste vriend of vriendin zegt. Verbeeld je dat je dit rechtstreeks tegen hem of haar zegt, op dezelfde toon als de oudermodus bij jou klinkt. Hoe is dit om te doen?

   _____
   _____
   _____
   _____
   _____
   _____

5. Klopt de boodschap voor je vriend of vriendin? Wat klopt er eigenlijk niet aan? Denk hierbij aan de zwart-wit uitspraken en de als-dan redeneringen.

   _____
   _____
   _____
   _____
   _____

6. En voor jou, klopt het voor jou dan wel? Schrijf op wat er voor jou niet klopt aan de boodschappen van je oudermodi.

   _____
   _____
   _____
   _____
   _____

7. Wat kun je beter tegen jezelf zeggen (wat had je tegen je vriend of vriendin gezegd)?

8. Wat zouden de therapeuten of je groepsleden tegen je zeggen?

9. Wat zou je anders doen of hoe zou het anders voor je zijn als je oudermodus niet zo in je nek zou hijgen? (Voorbeelden: ik zou meer ontspannen; ik kan dan beter genieten; ik zou me al opgegeven hebben voor een cursus.)

10. Durf je een experiment met jezelf aan te gaan door te doen wat je bij vraag 9 opgeschreven hebt?

Sessie 26
Mijn modi-overzicht

Modus	Bewustwording: hoe ziet deze modus eruit (gedachten, gevoel, gedrag)?	Wat heb ik nodig?	Wat me helpt als ik in deze modus ben, is …	Mijn goede ouder kan tegen me zeggen …
Copingmodi				
Oudermodi				
Boze of ongedisciplineerde kind				
Kwetsbare kind				

Sessie 27
De boze-kindmodus: wat is er nodig?

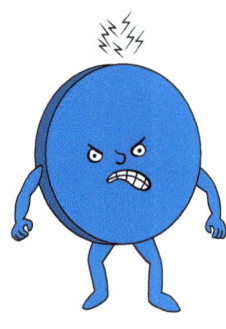

De boze-kindmodus ervaart boosheid, voelt onrecht, voelt zich machteloos en gefrustreerd. Vaak zit daarachter een kwetsbare-kindmodus die zich niet gehoord voelt, alleen en gekwetst is. Veel mensen zijn een beetje bang voor deze modus of hebben het gevoel dat deze modus er niet is. Dat kan te maken hebben met allerlei oude boodschappen. Bijvoorbeeld dat boosheid niet werd getolereerd of zelfs afgestraft. Of dat boosheid verbonden is geraakt met gevaar of geweld. Of met boodschappen van vroeger: je moet je altijd beheersen, of: laten we het vooral gezellig houden. Dit terwijl boosheid juist een belangrijke signaalfunctie heeft: boosheid kan betekenen dat je wordt geraakt in onvervulde basisbehoeften.

Voorbeeld

In het gezin van Kees is er een jonger broertje bij wie op jonge leeftijd leukemie werd geconstateerd. Er zijn veel ziekenhuisafspraken en er is veel zorg rondom dit broertje. Alle aandacht gaat naar Kees' broertje. Als Kees thuiskomt met een mooi rapport of wil vertellen wat hij heeft meegemaakt op school, komt het net niet uit of zijn zijn ouders weer naar het ziekenhuis. Kees wordt een opstandig jongetje. Hij doet alles wat niet mag, is tegendraads en heeft vaak een grote mond. Op een zekere dag komt Kees thuis met de eerste prijs van de schoolsportwedstrijd voor groep 8. Zijn moeder heeft geen aandacht, omdat ze moe is van weer een ziekenhuisbezoek. Kees wordt boos, gooit zijn beker kapot en schopt alles omver.

Hoe zou jij als goede ouder of gezonde volwassene reageren op Kees?

Misschien zou je eerst ervoor zorgen dat hij niets meer kapotmaakt en zou je hem vasthouden en zeggen dat je het niet goed vindt dat hij dingen kapotmaakt. En daarna zou je met hem aan tafel kunnen gaan zitten en tijd vrijmaken om echt naar hem te luisteren. Je laat hem misschien weten dat je ook wel snapt dat het voor hem vervelend is dat hij geen aandacht krijgt, maar dat je toch heel erg trots op hem bent. Mogelijk geef je hem een dikke knuffel.

Kijk terug naar situaties waarin jij je boze-kindmodus voelde. Welke gevoelens heb jij ervaren?

_____
_____
_____
_____
_____
_____
_____
_____

Wat is er nodig om met die gevoelens om te kunnen gaan?

1. Erkennen dat je boosheid er is. Dit is een belangrijke stap. Boosheid mag je voelen, die gevoelens zijn er.
   Hoe kun jij dat voor jezelf doen? Denk aan: opschrijven wat je vanuit de boze-kindkant voelt, er aandacht voor vragen door iemand te vertellen over de situatie. Je stem gebruiken en je boosheid onder woorden brengen.

   _____
   _____
   _____
   _____
   _____
   _____

2. Begrijpen waar je boosheid over gaat door de gedachten die bij je boosheid horen onder woorden te brengen.
   Ik ben boos omdat:

   _____
   _____
   _____
   _____
   _____
   _____

3. Herken je het thema van je boosheid? Weet je wat er geraakt wordt bij je? Je boze-kindmodus is niet voor niets getriggerd. Er is vast iets geraakt uit je verleden waar je je eigenlijk kwetsbaar door voelt (wat je kwetsbare kind heeft geactiveerd). En daarbij is dan vaak de mate van boosheid die je ervaart veel groter dan passend is bij het nu. Welk thema uit het verleden is er geraakt?

_____

_____

_____

_____

_____

_____

4. Wat heb je nodig om te leren omgaan met de boosheid die samenhangt met het verleden? (Je kunt deze vraag uitgebreider beantwoorden door bijvoorbeeld een boze brief te schrijven aan iemand, zonder deze te versturen.) Het is belangrijk dat je in contact komt met je boosheid. Boosheid is immers ook kracht.

_____

_____

_____

_____

_____

_____

5. Als je naar vraag 3 kijkt en als de lading nu eigenlijk groter is dan passend, dan kan er nog steeds een deel van je boosheid terecht zijn. Wat is het nu precies in déze situatie wat je boos maakt? Welk deel van je boosheid vind je terecht?

_____

_____

_____

_____

_____

_____

6. Wat heb je nodig om te leren omgaan met de boosheid die in het nu speelt? Bedenk hierbij dat schreeuwen of mokken in jezelf niet constructief is. Want daarmee zorg je niet goed voor jezelf, zorg je er niet voor dat je iets met je behoefte doet. Kun je op een assertieve manier reageren?

   Denk hierbij ook aan de vier regels van assertiviteit:
   a. je gevoelens uitspreken;
   b. het gedrag van de ander benoemen;
   c. de gevolgen van dit gedrag voor jou noemen;
   d. zeggen wat je graag zou willen van de ander.

   Bijvoorbeeld: a. Ik vind het vervelend dat b. je steeds te laat komt bij onze afspraak en c. dat ik dan heel lang moet wachten en niets kan doen. d. Ik wil dus graag dat je voortaan op tijd bent.
   Wat kun jij doen in jouw situatie?

   _____
   _____
   _____
   _____
   _____
   _____

7. Voor welke onvervulde behoefte die jouw boosheid vaak triggert wil je de komende tijd graag aandacht hebben?

   _____
   _____
   _____
   _____
   _____
   _____

8. Hoe ga je dat doen? Bijvoorbeeld: ik ga dit weer doorlezen en een constructieve actie ondernemen om met mijn boosheid om te gaan.

   _____
   _____
   _____
   _____
   _____

Sessie 27
Probleemaanpak

Beschrijf het probleem waar je aan wilt werken	
Welke behoefte ligt hieronder?	
Hoe speelt mijn kwetsbare kind een rol?	
Is er een andere kindmodus actief? Hoe?	
Wordt je gedrag beïnvloed door copingmodi?	

Is er een oudermodus actief?	
Hoe los je dit probleem meestal op? En wat is dan het resultaat?	
Stappen tot verandering	
Welke stap zet je zelf?	
Hoe kan de groep je helpen?	
Hoe kunnen de therapeuten je helpen?	

Sessie 28
Je gezonde volwassene en je kracht inzetten voor de toekomst

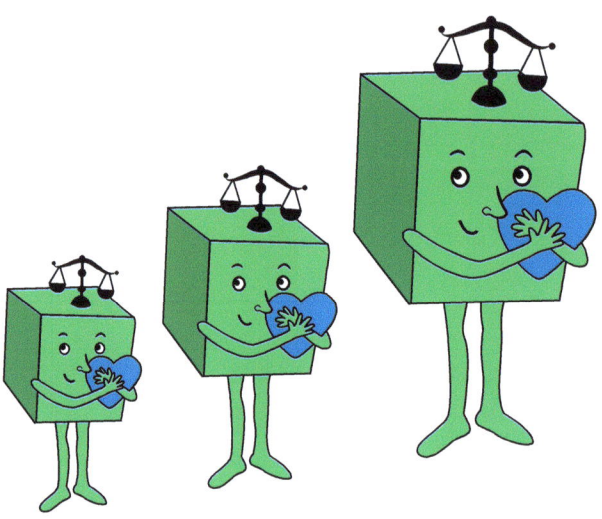

Wanneer heb je je heel krachtig gevoeld, bijvoorbeeld doordat je dicht bij jezelf bleef, voor jezelf opkwam, iets deed wat je heel graag wilde, iets hebt gedaan waar je erg trots op bent? Kijk hierbij ook weer even terug naar de tweede bladzijde van je startformulier: naar je krachten en wat je anders zou wensen.

_____
_____
_____
_____
_____
_____
_____

Sta eens stil bij deze situatie. Ga in gedachten en gevoel terug naar dit moment en beeld je weer in waar je was, eventueel met wie, wat er gebeurde, wat je voelde en wat je ervan vond. Probeer het gevoel dat je hebt als je terug bent in dit moment weer helemaal op te roepen, het moment weer te beleven. En als je dat weer voelt, ga dan eens zitten of staan in een houding die past bij dat gevoel.

Als je dit moment en gevoel vasthoudt en je maakt je een voorstelling van de toekomst, hoe wil je dan dat je toekomst eruit gaat zien? Wat maakt je tevreden? Kijk weer even terug naar de tweede bladzijde van je startformulier: waar droomde je van? Probeer het duidelijk te benoemen (bijvoorbeeld: de salsa leren dansen).

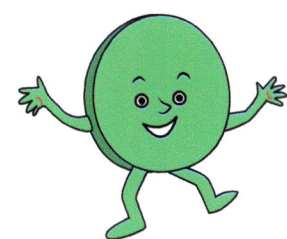

_____
_____
_____
_____
_____

Welke stappen kun je zetten om dit ook echt concreet te maken (denk eventueel aan een stappenplan)?

1. _____

2. _____

3. _____

Wat heb je voor deze stappen nodig?

1. _____

2. _____

3. _____

Zijn er dingen waarop je moet letten (valkuilen die je van jezelf kent)?

_____
_____
_____
_____
_____

Met wie kun je je plan delen en aan wie kun je ondersteuning vragen als je die nodig hebt?

_____
_____
_____
_____
_____

Sessie 28
Mijn modi-overzicht

Modus	Bewustwording: hoe ziet deze modus eruit (gedachten, gevoel, gedrag)?	Wat heb ik nodig?	Wat me helpt als ik in deze modus ben, is …	Mijn goede ouder kan tegen me zeggen …
Copingmodi				
Oudermodi				
Boze of ongedisciplineerde kind				
Kwetsbare kind				

Sessie 29
Begrijpen en ingrijpen

Over welke modus gaat het?	
Wat was de trigger van de modus?	
Aanwijzingen dat er een modus-reactie aan de gang is: – lichamelijk, – gevoelsmatig, – gedachten.	
Voelt de gedachte die je hebt aan als heftiger dan bij de hier-en-nu-situatie past? Hoe dan?	
Weet je ook waarom (oorsprong in je jeugd)?	
Wat is het niet-helpende gedrag dat je gewoonlijk vertoonde in dit soort situaties?	
Wat voor behoefte heb je nu?	
Wat kunnen je goede ouder en je gezonde volwassene tegen je zeggen?	
Wat ga je nu doen?	

Sessie 30
Voorbereiding warme douche

Voor de ander
Schrijf voor elk groepslid én voor jezelf enkele tops en tips op. Schrijf kort iets over wat je positief vindt aan de ander of wat je in hem of haar waardeert, en ook wat je iemand toewenst of als aandachtspunt hebt.

(Houd bij deze opdracht vooral de perfectionist in toom. Het gaat er niet om dat je een perfecte boodschap schrijft, of dat het niet kort mag, of dat het op een perfecte kaart moet. Het gaat om wat als eerste associatie bij jou opkomt voor jouw groepsgenoten en voor jezelf vanuit het oogpunt van de goede ouder. Je schrijft vanuit dezelfde intentie als een goede vriendin zou doen en daarbij is alles dus oké!)

Tops (voorbeeldvragen die je mogelijk hierbij helpen)
- Wat heb je ervaren als een positieve ontwikkeling bij je groepsgenoot?
- Wat vind je een positieve, mooie of sterke kant van je groepsgenoot, of wat waardeer je in de ander?

Tips (voorbeeldvragen die je mogelijk hierbij helpen)
- Wat zou je de ander nog meer gunnen, wat zou je groepsgenoot naar jouw idee nog verder kunnen ontwikkelen?
- Wat denk je dat die ander zou kunnen gebruiken in de volgende fase?
- Wat zou je als aanmoediging willen meegeven?

Voorbeeld

Beste Anneke,

Ik ken je nog niet zo goed, maar vind het knap dat je zo open over je gevoelens durft te zijn. Daarin ben je een voorbeeld voor mij. Fijn dat je mijn buddy was die eerste keer, je gaf mij een welkom gevoel. Ik gun het je dat je nog beter wordt in het voor jezelf opkomen bij je familie, want je bent het echt waard dat je serieus genomen wordt. Veel succes voor de komende tien keer.

Groet, Eva

Voor jezelf

Schrijf ook een kaartje aan jezelf in de je-vorm. Schrijf daarop wat je goed vindt van jezelf de afgelopen weken: waarop ben je trots of waarover ben je tevreden? Schrijf naar jezelf zoals je naar een goede vriendin zou schrijven: erkennend, stimulerend en bemoedigend. Schrijf op dit kaartje ook wat je jezelf de komende fase nog verder gunt of wat je verder wilt ontwikkelen.

Tops

- Wat heb je ervaren als een positieve ontwikkeling bij jezelf?
- Wat vind je een goede of mooie kant van jezelf of wat waardeerde je van jezelf tijdens deze afgelopen tien sessies?

Tips

- Wat zou je jezelf nog meer gunnen, wat zou je nog verder kunnen ontwikkelen?
- Wat denk je dat je zou kunnen gebruiken in de volgende fase?
- Wat zou je als aanmoediging willen meegeven aan jezelf?

Voorbeeld

Lieve Joshua,

Ik vind het knap dat je alle keren naar de groep bent gekomen, ondanks je spanningen vaak vooraf. Dat geeft aan dat je echt wilt veranderen. Wees mild voor jezelf, verandering gaat in stapjes en daar ben je nu goed mee bezig! Die straffende kant van jou mag wel een toontje lager zingen, want daar heb je alleen maar last van. En je mag de komende tijd nog iets meer ruimte nemen om dingen te bespreken die je lastig vindt, zoals je onzekerheid als je bij je vrienden bent. Durf hier in de groep de komende tijd aandacht voor te vragen, want dit is juist een belangrijk punt voor jou. Vroeger was er geen ruimte voor je en moest je altijd voor anderen zorgen. Nu heb je leren zien dat je er mag zijn zoals je bent en dat je het waard bent om goed voor jezelf te zorgen en voor jezelf op te komen. Ga zo door, ik ben trots op hoe je bezig bent.

Sessie 30
Taartdiagram: verdeling van mijn modi

Hoe is de verdeling van jouw modi op dit moment als je het zou tekenen?

Teken je modusverhoudingen van de laatste tijd: teken lijnen om zo de geschatte grootte van je zes modi (of delen van jezelf) weer te geven als taartpunten.

1. copingmodi
2. oudermodi
3. kwetsbare kind
4. boze kind/ongedisciplineerde kind
5. gezonde volwassene/goede ouder
6. vrije kind

Sessie 30
Mijn modi-overzicht

Modus	Bewustwording: hoe ziet deze modus eruit (gedachten, gevoel, gedrag)?	Wat heb ik nodig?	Wat me helpt als ik in deze modus ben, is …	Mijn goede ouder kan tegen me zeggen …
Copingmodi				
Oudermodi				
Boze of ongedisciplineerde kind				
Kwetsbare kind				

Sessie 30+
Doelen van de boostersessies

	Wat heb je al bereikt met deze modus? Welke positieve veranderingen merk je?	Welke problemen ondervind je in of met deze modus?	Welk doel streef je na de komende periode?	Welke acties in gedrag kun je alvast daarvoor bedenken?
Copingmodus				
Veeleisende ouder				
Bestraffende ouder				
Boze en ongedisciplineerde kind				
Kwetsbare kind				
Vrije kind				
Gezonde volwassene				

Literatuur

Farrell, J.M., Reiss, N. & Shaw, I.A. (2015). *Schematherapie in de klinische praktijk.* Amsterdam: Uitgeverij Nieuwezijds.

Young, J.E., Klosko, J.S. (1999) *Leven in je leven. Leer de valkuilen in je leven herkennen.* Pearson Benelux B.V.

Young, J.E., Klosko, J.S., & Weishaar, M. (2e druk, 2019). *Schemagerichte therapie. Handboek voor therapeuten.* Bohn Stafleu van Loghum, Houten.

Bijlagen

Bijlage 1
Startformulier

Korte omschrijving van jezelf
Leeftijd:
Belangrijke relaties:
Beroep:
Naam:
Regiebehandelaar:
Groepsbehandelaren:

Huidige klachten en problemen
1.
2.
3.

Mijn krachten, mijn sterke punten en wat anderen daarover zeggen
1.
2.
3.

Doelen die wil ik bereiken met de groepsschematherapie
1.
2.
3.

Als je je doelen bereikt hebt, wat is er dan praktisch gezien anders in je leven? Wat doe je dan wat je nu niet doet? (Durf te dromen!)

Herinneringen die aanleiding kunnen zijn geweest voor het ontstaan van schema's en modi (indien van toepassing)	
Mijn vader was/is	
Mijn moeder was/is	

Andere opvoeders	
Mijn gezin van herkomst	
Leeftijdgenoten	
Nare gebeurtenissen	
Bemoedigende positieve situaties in mijn leven	

Belangrijke aanvullingen	
Wat voor iemand ben je in een groep?	
Mogelijke knelpunten in de groep? Waar zie je tegenop?	
Wat kan je helpen om je veilig te voelen in een groep?	

Bijlage 2
Modi, een korte beschrijving

Kindmodi	
Kwetsbare kind	Je denkt dat niemand jouw emotionele behoeften zal vervullen en dat iedereen je uiteindelijk in de steek zal laten. Je wantrouwt anderen en denkt dat er misbruik van je gemaakt zal worden. Je voelt je minderwaardig en verwacht afgewezen te worden. Je schaamt je voor jezelf en hebt vaak het gevoel er niet bij te horen. Je gedraagt je als een klein, kwetsbaar kind dat zich voor hulp aan de therapeut vastklampt omdat je je alleen voelt en denkt dat er overal gevaar dreigt.
Woedende kind NB: In dit werkboek spreken we over het boze kind	Je bent intens kwaad, woedend en ongeduldig, omdat niet wordt voldaan aan jouw basale behoeften. Je kunt je tevens in de steek gelaten, gekleineerd of verraden voelen. Je uit je woede heftig, zowel verbaal als non-verbaal, net als een klein kind dat een woedeaanval heeft.
Razende kind	Je bent om dezelfde reden razend als het woedende kind, maar verliest hierbij de controle. Dat uit zich in kwetsende en beschadigende acties tegen mensen en voorwerpen, net zoals een klein kind dat tegen de schenen van zijn ouders schopt.
Impulsieve kind	Je wilt op een egoïstische en ongecontroleerde wijze de bevrediging van je (niet-basale) behoeften afdwingen. Je kunt gevoelens en impulsen niet inhouden en wordt woedend en razend als je niet meteen je zin krijgt. Je lijkt vaak op een verwend kind.
Ongedisciplineerde kind	Je hebt geen frustratietolerantie en kunt je zelf niet ertoe zetten routinematige of vervelende taken af te maken. Je verdraagt geen ongenoegen of ongemak (pijn, ruzie en inspanning) en gedraagt je als een verwend kind.
Vrije kind	Je voelt je geliefd, tevreden, beschermd, begrepen en gewaardeerd. Je hebt zelfvertrouwen en voelt je competent, voldoende autonoom, en je hebt je leven onder controle. Je kunt spontaan reageren, bent ondernemend en optimistisch en speels als een gelukkig klein kind.
Copingmodi	
Willoos inschikkelijke	Je geeft jezelf over aan de wil van anderen om negatieve consequenties te voorkomen. Je onderdrukt alle behoeften of emoties en kropt agressie op. Je gedraagt je onderdanig, passief, en hoopt goedkeuring te krijgen door gehoorzaam te zijn. Je laat je gebruiken.

Onthechte beschermer	Je schermt jezelf af voor heftige gevoelens, omdat je denkt dat gevoelens gevaarlijk zijn en uit de hand kunnen lopen. Je trekt je terug uit contacten en probeert je gevoel uit te schakelen (soms leidt dit tot dissociatie). Je voelt je leeg, verveeld en gedepersonaliseerd. Je kunt een cynische of pessimistische houding aannemen om anderen op afstand te houden.
Onthechte zelfsusser	Je zoekt afleiding om negatieve emoties niet te hoeven voelen. Je bereikt dit door zelfsussend gedrag (zoals slapen of middelengebruik) of het ondernemen van zelfstimulerende activiteiten (te fanatiek of te veel bezig zijn met bijvoorbeeld werken, internetten, sporten of seks).
Zelfverheerlijker	Je voelt je superieur aan anderen, je denkt dat je speciale rechten hebt. Je wilt je zin krijgen zonder rekening te hoeven houden met anderen. Je schept op en kleineert anderen om je gevoel van eigenwaarde te vergroten.
Pest en aanval	Je wilt voorkomen dat je gecontroleerd of gekwetst wordt door anderen en probeert daarom controle over hen te houden. Je gebruikt hiervoor bedreiging, intimidatie, agressie en dwang. Je wilt altijd in de dominante positie zitten en voelt een sadistisch genoegen bij het aanvallen van anderen.
Oudermodi	
Bestraffende ouder	Je bent agressief, intolerant, ongeduldig en niet vergevingsgezind ten opzichte van jezelf. Je bent altijd kritisch op jezelf en zeer schuldbewust. Je schaamt je voor je fouten en vindt dat je daar hard voor gestraft moet worden. Deze modus is veelal een weergave van wat (een van) de ouders of andere opvoeders altijd tegen je zeiden om je te kleineren of te straffen.
Veeleisende ouder	Je vindt dat je moet voldoen aan rigide regels, normen en waarden. Je moet daarbij overdreven efficiënt zijn. Je gelooft dat jij het nooit goed genoeg kunt doen en altijd harder je best moet doen. Je gaat daarom net zo lang door met het bereiken van je hoge standaard tot het perfect is, ten koste van je eigen rust en plezier. Je bent nooit tevreden met het resultaat. De regels die je hanteert zijn ook vaak geïnternaliseerde regels en normen van (een van) je ouders.
Gezonde volwassene	Je hebt positieve en genuanceerde gedachten en gevoelens over jezelf. Je doet dingen die goed voor je zijn en leiden tot gezonde relaties en activiteiten.
Copingmodi die niet in handboek of vragenlijst (SMI) zitten	
Vermijdende beschermer	Je gebruikt het vermijden van sociale situaties als manier van overleven. Dit leidt tot eenzaamheid, het uitstellen van beslissingen en belangrijke taken, en een leeg en saai leven.
Boze beschermer	Je gebruikt een muur van woede om je te beschermen tegen anderen, die als dreigend worden ervaren. Je houdt anderen op een veilige afstand door groot vertoon van woede. De boosheid is meer gecontroleerd dan bij het woedende of razende kind.

Overcontroleerder	Je probeert jezelf te beschermen tegen vermeende of daadwerkelijke dreiging door alles extreem te controleren en je gebruikt daarbij vaak herhaling of rituelen.
Perfectionistische overcontroleerder	Je gebruikt overmatige controle en perfectionisme om te voorkomen dat je fouten maakt of je schuldig voelt voor dingen die misgaan.
Paranoïde modus	Je probeert jezelf te beschermen tegen vermeende of daadwerkelijke dreiging door anderen te lokaliseren en te onthullen.
Bedrog en manipulatie	Je bedriegt, liegt of manipuleert om een specifiek doel te bereiken, of om anderen tot slachtoffer te maken, of om straf te ontlopen.
Roofdier	Je bedreigt op een kille, meedogenloze en berekenende wijze rivalen, obstakels of vijanden om ze te elimineren.
Aandacht en erkenning zoeker	Je probeert op opzichtige wijze goedkeuring en aandacht van anderen te krijgen, bijvoorbeeld door overdreven gedrag te vertonen, te erotiseren of je aan te stellen.

Bovenstaande modi zijn algemeen bekend. De omschrijvingen zijn ontleend aan:
Van Vreeswijk, Broersen en Nadort, *Handboek Schematherapie*, p. 26-28, 2008.

Bijlage 3
Strippenkaart

Gedurende de dertig groepssessies krijg je de mogelijkheid een *strippenkaart* te gebruiken om een individueel gesprek met een van de groepstherapeuten aan te vragen. De strippenkaart kun je gebruiken voor een gesprek op de afdeling, maar ook voor een telefoongesprek of een e-mail, en is bedoeld om je te helpen in de groepssessies verder te komen.

Je kunt denken aan een individueel gesprek als je bijvoorbeeld iets wilt bespreken in de groep maar niet goed weet hoe je dat aan moet pakken. Of als je in een crisisachtige situatie terechtkomt, waarmee je niet meer kunt omgaan. Je kunt dan samen met een van de therapeuten gaan kijken wat er nodig is. Ook de groepstherapeuten kunnen het initiatief nemen als ze iets met je willen bespreken. In ieder geval is het de bedoeling dat je in de eerste drie weken van de behandeling een gesprek inplant. Dat gesprek is bedoeld om met jou te bespreken hoe het gaat in de groep.

De strippenkaart maakt in totaal 300 minuten gesprekstijd mogelijk. Je kunt zelf bepalen hoe je die tijd besteedt, bijvoorbeeld aan gesprekken van 30 minuten of korter of aan telefoongesprekken of e-mails.

Op deze lijst kun je zelf bijhouden hoeveel minuten je aan individuele gesprekken en dergelijke besteedt en hoeveel tijd je daarna nog over hebt.

Datum	Individueel gesprek, telefoongesprek, e-mail met:	Duur (in minuten)	Nog over van 300 minuten
			300 – .... = ... min.

Bijlage 4
Moduscirkel

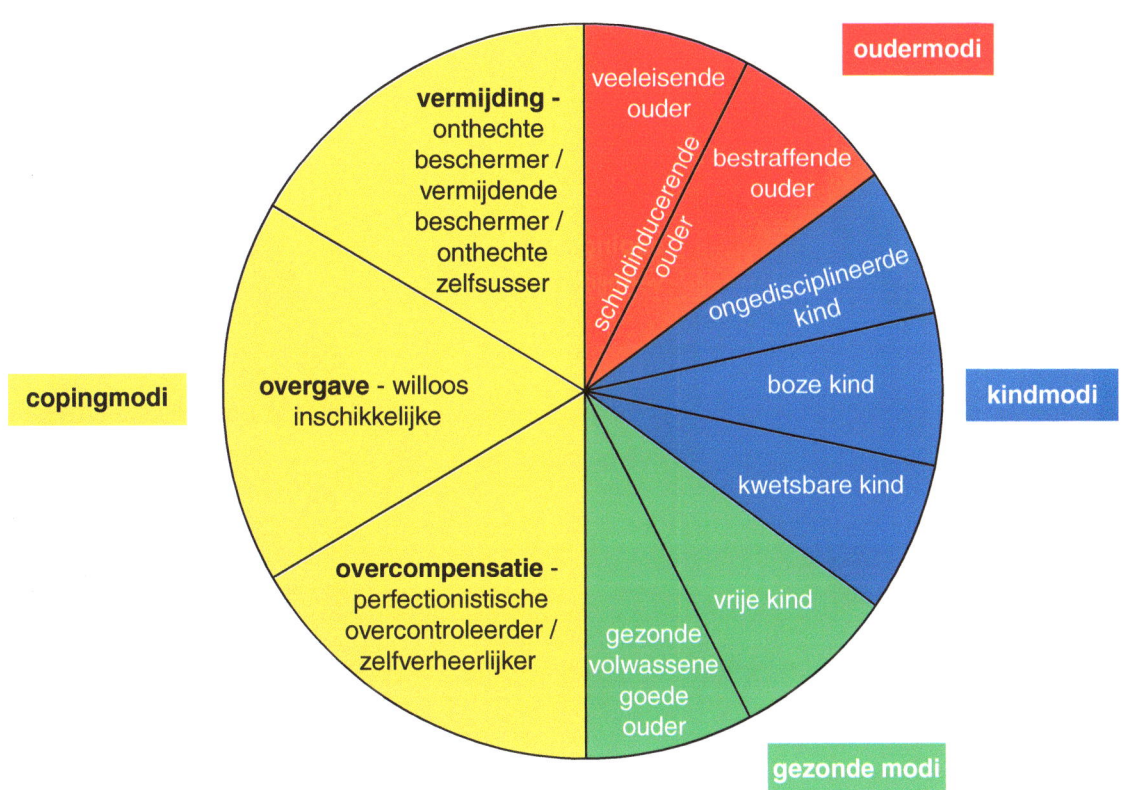

Bijlage 5
Modusmodel

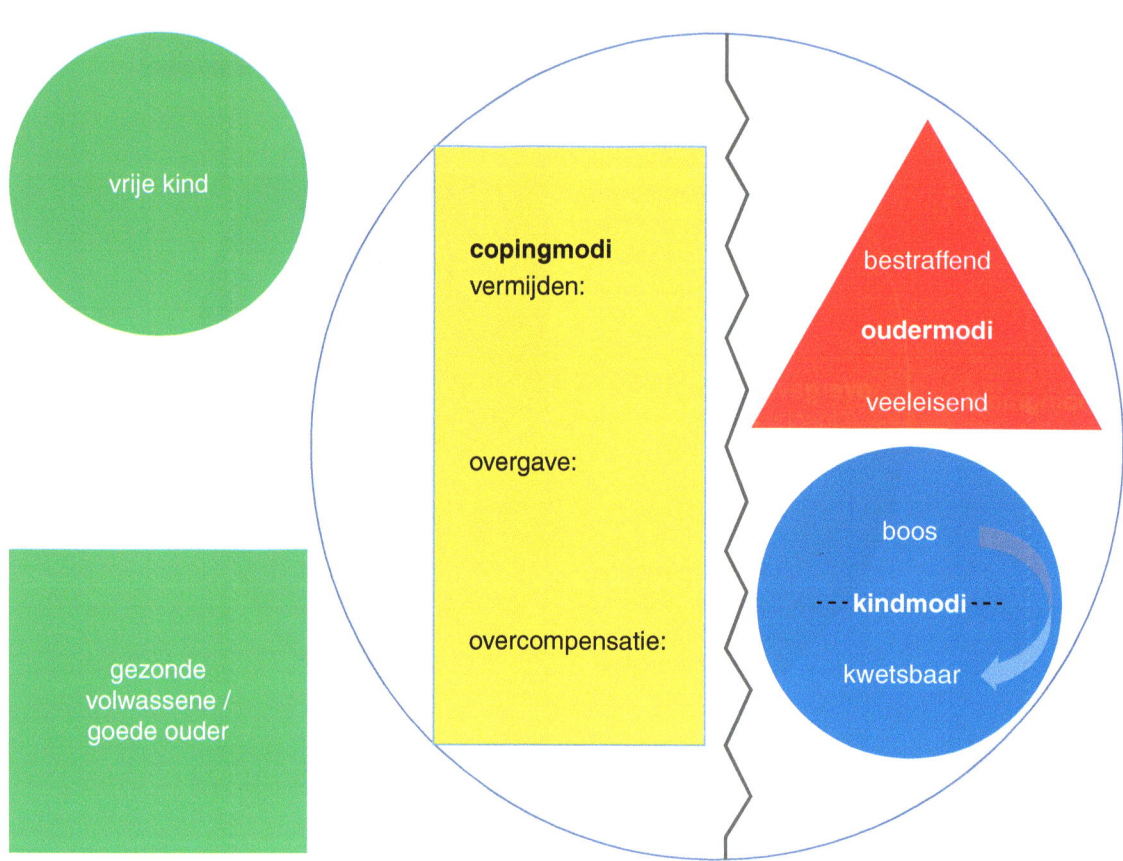

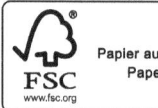

If you have any concerns about our products,
you can contact us on
ProductSafety@springernature.com

In case Publisher is established outside the EU,
the EU authorized representative is:
Springer Nature Customer Service Center GmbH
Europaplatz 3, 69115 Heidelberg, Germany

Printed by Libri Plureos GmbH
in Hamburg, Germany